LA MORT PEUT ATTENDRE

MAURICE MIMOUN

LA MORT PEUT ATTENDRE

ALBIN MICHEL

Depuis longtemps, je projetais d'écrire sur l'euthanasie. Une nécessité. J'avais rassemblé les exemples, consigné les réflexions. J'avais mon idée et je maîtrisais ma conclusion. J'avais commencé à écrire.

Jean-Michel est tombé malade et il m'a demandé de l'aide. Le livre est devenu secondaire. Au pied du mur, il fallait mettre en application mes convictions. Je déplorais d'en avoir eu. J'aurais préféré concevoir, inventer, adapter mes théories au fur et à mesure de l'évolution de son mal, trouver de bonnes raisons de faire ou de ne pas faire. On en trouve toujours.

Je n'ai plus écrit, je ne pouvais plus. Plus le temps, plus l'envie. La peur de se regarder agir, de se contredire, d'y penser encore, ne pas admettre l'impasse. Et puis, je ne connaissais pas la fin de l'histoire, sa fin.

J'ai espéré qu'il vive ; j'ai cru qu'il vivrait, même quand tout le monde pensait que c'était cuit. Je me rappelle le regard expectant de ce chirurgien dont je sollicitais l'avis sur une succession de propositions thérapeutiques imaginées la veille pour lutter contre l'angoisse du vide, sa mimique désapprobatrice devant mon sorite qu'il s'obligeait à considérer pour ne pas me décevoir. Impossible ! Cet impossible qu'il n'osait pas m'opposer.

Jean-Michel a bousculé le fil de mon récit.

J'ai touché du doigt la fragilité des certitudes quand l'insoutenable s'impose à vous. Les dogmes, les beaux discours aseptisés, les « Il n'y a qu'à »... Facile !

On voudrait ne pas avoir réfléchi.

Agir par pulsion. Agir et penser ensuite. Tant pis si l'on regrette.

J'ai repris mon manuscrit, beaucoup plus tard. Je ne pouvais faire autrement. J'ai modifié mon plan, mes conclusions. Le livre s'est métamorphosé.

Je vais raconter Jean-Michel et quelques autres. Décrire les oscillations, les craintes, les fluctuations...

Je n'ai pas voulu lisser les phrases.

Je n'ai pas voulu changer les mots.

L'histoire était trop douloureuse.

Il fallait la raconter vite pour l'abandonner.

La dégueuler comme on expulse son vomi.

Mais qu'on ne s'y méprenne pas : Jean-Michel n'est pas une maladie.

J'ai corrigé un terme çà et là, une faute de syntaxe, une imprécision.

J'ai écrit comme quand on soigne, qu'on doit décider de continuer ou d'arrêter, choisir une voie, prendre un risque ou renoncer. Le plus souvent, on n'a pas le temps. On ne peut retourner en arrière, se dire : « Tiens, rejouons la scène, revivons le passé. »

La littérature offre ce luxe (c'est un enfer aussi) : le temps a peu de prise et les corrections sont infinies.

J'ai écrit ce livre comme j'aurais entrepris le traitement d'un patient grave.

Sans revenir.

Ou si peu…

I.

À la vie

– Ça va, Jean-Michel ?
– Ça va.
– Tu bosses.
– Moins que toi.
– Ça marche ?
– Des hauts et des bas, je m'adapte. Je ne vais pas pleurer, il y a des choses plus graves.
– Les copains, on devrait prévoir un week-end, ça fait longtemps qu'on n'est pas partis tous ensemble.
– Tu as raison, Martine.
– Bonne idée.
– Où ?
– Pas trop loin.
– On vote ? Joël, commence, où veux-tu aller ?
– Je laisse Martine choisir pour moi.
– Athènes ?
– Non, c'est trop loin pour un week-end.
– Ce n'est qu'à trois heures de vol.
– Oui, mais avec les attentes et les transferts, il y en

a au moins pour le double. Le temps de s'installer dans l'hôtel, on est déjà repartis.

– Ah bon, je trouvais ça bien, pourtant.

– Je suis d'accord avec Martine, ce n'est pas si loin.

– Pourquoi pas le Maroc ?

– Vous ne pouvez pas rester en France ?

– La Guadeloupe.

– Bon, d'accord, ce n'est pas gagné.

– Regardez la carte, il faut commander.

– La carte du monde ?

– Très drôle !

– Trinquons !

– À la vie !

Un chemin

Jean-Michel. Un petit bout de chemin ensemble. Quel chemin !

Les gens

Je vois des gens malades, c'est mon métier. Parfois très malades. Le médecin les traite et tente de les sauver.

Mais les mourants ? Ceux qui vont y passer ? Naturellement, il les traite aussi. Les sauve-t-il ? La notion de mourant s'avère complexe, difficile à définir. Là réside le problème. Une question d'état, une question de temps. À partir de quoi ? À partir de quand ? Une limite.

Confronté à des situations critiques, je me suis forgé une opinion sur l'euthanasie. Je l'ai mise à l'épreuve. Le thème revient de manière cyclique dans la presse. L'interrogation, pour le médecin, demeure quotidienne.

Le brouhaha

Septembre, c'est à cette période que tout le monde a commencé à se dire que Jean-Michel était foutu. J'en avais vu : des gens qui meurent, des gens qui survivent, des gens qui rient, des gens qui pleurent, des gens qui s'affolent, des gens qui ne se rendent pas compte, des gens qui font semblant, des gens qui n'écoutent pas, des gens qui n'entendent pas, des gens qui résistent, des gens qui se découragent, des gens qui durent, des gens qui s'en vont… et leur famille, leurs enfants, leurs amis, leurs voisins, la foule ou personne. J'en avais perçu des mots, des phrases, des jugements, des prises de position, des avis fermes et définitifs, des revirements, des volte-face :

– Je veux mourir.
– Je veux vivre.
– Laissez-le mourir.
– Je ne veux pas qu'il reste dans cet état.
– Je préfère qu'il ne s'en tire pas.
– Je ne veux pas continuer.

– Il souffre.

– Poursuivez.

– Arrêtez.

– Encore.

– Jamais.

– …

Et les silences plus bruyants que les paroles !

Un brouhaha.

Un brouhaha qui reste dans votre tête. Vous plaquez les mains sur vos oreilles.

Assez !

Sans y prendre garde, il disparaît. Mais un détail, une vision, un malade, une question, un film, un tableau, un scintillement, une étoile, ou rien : comme un acouphène, il ressurgit ; pendant que vous mangez, pendant que vous soignez, pendant que vous dormez, pendant que vous lisez, n'importe quand, n'importe où, pour n'importe quoi.

Assez !

Utile ou inutile, il est là. C'est comme ça. Toujours en bruit de fond, qui par moments envahit tout l'espace. Les maladies terribles, les situations catastrophiques, pas possibles, pas imaginables, des images, des réminiscences, des souvenirs, des traces…

Le brouhaha.

Après

Jean-Michel, sa condition dépassera tout. Ininventable. De quoi bouleverser tous mes principes. La belle théorie, à l'eau.

Jean-Michel est un copain. Pourquoi lui ? Pourquoi un copain ? On n'est pas habitué à la mort d'un copain de quarante ans. On ne nous enseigne pas la mort, on n'est pas même formé aux gens malades. On apprend les maladies, c'est tout. Le reste, on s'en imprègne peu à peu, comme on peut, si on veut. La mort en médecine fait peur. On ne l'explique pas. Pas les *gens morts*. De cela, on en parle tout le temps : les macchabées, les amphithéâtres, les autopsies, les premières dissections, la trouille, l'écœurement, les blagues salaces de salle de garde. Aucun enjeu, ils sont morts ; il n'y a plus rien à changer, à décider. Les *gens morts*, facile, juste une question d'habitude. Mais la *mort*, ce n'est pas pareil, c'est encore la vie : un élan, un mouvement, un souffle. D'ailleurs, on dit « après la mort », c'est bien que la mort n'est pas la fin. Après, ça n'a pas de nom…

J'ai affirmé mon point de vue sur l'euthanasie dès le début de mes études, l'expérience, au fil des années, l'a confirmé. Je pensais ne pas y déroger. Je colligeais les exemples précieusement. Des preuves. Je n'avais aucun doute. Quand je réfléchis, je me demande si réellement je n'en avais aucun. Est-ce que j'étais sincère ? Je suis incapable de le jurer. L'euthanasie peut toujours être évitée. C'était ma conviction. Et cette conviction était devenue un raisonnement.

Un raisonnement, c'est cela, ça rassure. Un raisonnement.

Tu es/tuez-moi

L'euthanasie peut toujours être évitée. La belle certitude !

Devant Jean-Michel, je n'en ai plus eu. Comme un défi, il m'a mis à l'épreuve. Sans le savoir. Ou peut-être le savait-il ?

Le savais-tu ?

Tu es mort.

Il m'a réclamé la seringue pour le piquer, le faire mourir. Que je le tue. Pour lui rendre service. À qui d'autre s'adresser ? J'étais son seul copain médecin.

Il est mort.

II.

Ma première morte

Ce jeudi, une de mes premières gardes, je m'apprêtais comme la majorité des externes à apprendre un maximum de gestes opératoires : pratiquer une anesthésie locale, entrer une aiguille dans la chair, transpercer la peau, passer des fils, suturer, faire des nœuds. L'angoisse manquait de nous paralyser à chaque point, notre cœur allait exploser. Une couturière ou un pêcheur nous en aurait remontré, mais jouer au chirurgien procurait une dérisoire fierté. Certains abandonnaient, d'autres frimaient. Quand on nous autorisait à recoudre un visage, c'était un incontestable triomphe, notre habileté reconnue.

J'essayais d'être à la hauteur.

Pour le reste, j'étais certain de mon incompétence.

Étudiant en médecine, à vingt ans, je n'avais jamais côtoyé la mort de près. Il y avait eu quelques deuils douloureux dans mon entourage, mais on avait veillé à me préserver, enfant, de ces tristesses.

La soirée s'était déroulée sans grosse urgence : une entorse de cheville, une suspicion d'appendicite remise au lendemain, une plaie du cuir chevelu. J'avais avalé un morceau en salle de garde puis je m'étais couché – la chambre, un lavabo, un pieu, une chaise, des graffitis aux murs, les bruits émoussés…

Trois heures du matin, quelques rayons de demi-lune à travers les nuages, le téléphone sonne. J'ouvre un œil.

Mon patron, braguette ouverte, exhibe son membre ridicule, au-dessous, Sylvie et Laurent se sont aimés follement et s'aimeront toujours, plus bas la directrice est une salope, à droite mon interne est cocu, à gauche la surveillante est fasciste, au plafond un homme enfourne son sexe démesuré dans une chimère, une vache laitière à visage humain surmonté de cornes gigantesques avec de grosses mamelles, des couilles poilues et le cul rouge vif. La sonnerie me réveille vraiment.

– Allô, pourriez-vous venir ? aboie la surveillante fasciste. Il y a un constat de décès au troisième en chirurgie.

En pyjama de bloc, j'enfile mes chaussures, ma blouse pour aller… explorer un Nouveau Monde.

Je marche dans du coton vers le service du patron exhibitionniste.

Un constat de décès !

Je n'en avais jamais rédigé.

Déranger l'interne, impossible ! Honteux ! De toute façon, il m'enverrait paître.

Il faut y aller !

Dans l'ascenseur, un démenti : c'est la surveillante qui est salope et la directrice fasciste, une confirmation : « SL pour toujours » avec un cœur.

Au ras du sol, les veilleuses anémiques enténèbrent les couloirs. Mènent-ils vers l'abîme ? L'obscurité totale aurait été plus rassurante. Un corbeau noir planant au-dessus de ma tête ne m'aurait pas étonné : crôa, crôa, crôa.

Une ravissante brune m'accueille.

– La 22 est morte. Tu remplis le certificat ?

Elle me tend une feuille rose.

– Je vais aller la voir.

– Elle est morte, tu sais.

– D'accord. Je vais y aller quand même, bredouillé-je.

– Tiens, l'appareil à tension.

Elle ne m'accompagna pas. J'en fus à la fois soulagé et inquiet.

Une femme âgée, entre quatre-vingts et quatre-vingt-dix ans, allongée sur le dos, le teint cireux, la bouche ouverte, regardait vers le ciel. « Bon, je me tire, pas la peine de l'examiner : elle est morte, c'est sûr. » Mais une voix d'outre-tombe me sermonna : « Et si elle était encore vivante ? Si l'infirmière s'était trompée ? »

Crôa, crôa, crôa.

Je m'approchai, je descendis le drap qui la couvrait jusqu'aux épaules. Que faire ? Aucun cours n'avait porté sur cette situation ou je n'y avais pas prêté attention.

J'avais enterré la mort.

J'improvisai. Je plaçai ma main devant sa bouche, elle ne respirait pas, je la pinçai doucement, elle ne bougeait pas, un peu plus fort, rien, puis très fort, aucun effet, je pris son pouls, pas de pouls.

Bon, elle était morte.

J'essayai de prendre sa tension. Moi qui n'entendais rien chez les personnes en bonne santé, je devais constater que l'on n'entendait rien chez elle. Je n'entendis rien.

Elle était morte.

Je remis le drap, je lui fermai les yeux. Avait-elle une famille ? Elle était morte seule dans un lit d'hôpital. Ses joies, ses pleurs, ses plaisirs, ses passions… je ne voyais qu'une morte.

Mais était-elle bien morte ?

Je redescendis le drap, je repalpai le pouls, je la repinçai, je replaçai la main devant sa bouche.

Oui, elle était morte.

Je protégeai une deuxième fois son corps puis je sortis. Après quelques pas, le doute s'insinua encore.

Était-elle bien morte ?

Oppressé comme lorsqu'on n'est plus sûr d'avoir fermé sa porte à clef, j'y retournai.

Redescendre le drap, replacer la main devant sa bouche, la repincer.

C'est sûr, elle était morte. Je la recouvris une troisième fois puis je quittai les lieux.

– Tu en as mis du temps !

– Elle est morte.

Ce verdict irrévocable ne perturba aucunement la belle. La mort était une habitude.

– Tu vois le constat sur le bureau à côté du dossier ?

– Ah oui, le dossier !

J'exhumai d'un fatras de radios et de documents divers une chemise bleue recueillant les observations.

L'externe précisait qu'elle avait eu la varicelle dans son jeune âge, une péritonite à l'adolescence, fait une fausse couche je ne sais quand, été ménopausée à cinquante ans et qu'elle avait été fatiguée cette semaine, constipée avant-hier. Les derniers mots, laconiques, dataient d'hier : « Va mieux. »

Pour l'étudiant, demain, elle serait morte en bonne santé !

Un résumé providentiel du chef de clinique me sauva :

Opérée d'un cancer de l'estomac il y a sept ans, métastase au poumon retirée il y a trois ans, généralisation depuis un an.

Ouf ! Elle était malade.

Établir un certificat de décès à une bien-portante relevait du défi.

Sur le constat de décès s'alignaient plusieurs rubriques :

– *Maladie ayant entraîné la mort ?*

– *Cause immédiate de la mort ?*

– *La patiente est-elle contagieuse ?*

À la première rubrique, je notai : cancer de l'estomac.

À la deuxième, répéter cancer de l'estomac ne me convenait pas. Muselant mon amour-propre, je sollicitai l'infirmière.

– Que faut-il mettre ici ?

– Tu mets arrêt cardiaque et respiratoire, tu ne peux pas te planter, on meurt toujours d'un arrêt cardiaque et respiratoire.

La patiente est-elle contagieuse ?

Dès le « non » apposé dans la case prévue à cet effet, elle s'empara du sinistre papier et le rangea je ne sais où.

– Bon, au revoir.

– Au revoir.

Elle était jolie…

Je lus son nom sur son badge : Sylvie.

Peut-être cette Sylvie qui aimait Laurent ?

Il était trois heures et demie.

Une demi-heure, une éternité.

La pyramide des certitudes

Étudiant : on ne sait rien. C'est normal.

Externe : on ne sait rien. Mais on espère apprendre.

Interne : on sait que l'externe ne sait pas.

Chef de clinique : on sait que l'interne hésite.

Chirurgien : on est inquiet quand le chef de clinique ne doute pas.

Professeur : je ne suis toujours sûr de rien.

Le curé

– Si je dois mourir, dites-le-moi, docteur.

Telle était la requête d'un curé de quarante-trois ans à son chirurgien. « Dites-le-moi. »

L'homme paisible souffrait d'un cancer, un mauvais cancer, un cancer du foie qui atteignait tout le lobe gauche.

L'ecclésiastique, en bonne santé… avant, éprouvait depuis trois mois, durant son prêche, une morne lassitude. Ça ne lui arrivait jamais. D'habitude, il aimait ajouter quelques pensées de dernière minute au texte qu'il avait préparé consciencieusement la veille. Selon les fidèles, leur nombre, la température, la luminosité et d'autres forces indicibles, ses envolées lyriques l'entraînaient parfois vers des sommets. Il croyait communiquer avec le ciel (ou il communiquait vraiment avec lui), mais ne l'avouait pas, par modestie (par peur aussi). Il avait entendu parler de médecine préventive, de contrôle. Lui était protégé par Dieu.

Jour après jour, ses discours raccourcirent, le ciel ne

lui fournit plus d'idée, il n'y eut plus de prêches, plus de prières, même le soir il se recueillait couché.

Il fallait se rendre à l'évidence, il était inquiet. Malgré Dieu.

Alors, il se résolut à consulter.

Plusieurs médecins assistaient régulièrement à la messe. Il jeta son dévolu sur un généraliste chauve, qui se tenait au premier rang tous les dimanches à l'office, souvent accompagné de ses deux enfants, un garçon d'une dizaine d'années et une fille de deux ou trois ans sa cadette, jamais de sa femme. N'en avait-il plus ? N'était-elle pas croyante ? Le curé scrutateur n'avait pas les réponses, le docteur n'allait pas à confesse. Épuisé, à la fin d'une célébration, descendant lentement de l'autel, embarrassé, il avait questionné le médecin qui, surpris et pareillement embarrassé, avait chuchoté sa réponse (l'endroit se prêtait au secret, sauf que l'écho aurait pu le trahir).

– Ne vous tracassez pas. Passez à mon cabinet, 3, rue de l'Arbalète, juste la rue en haut, la secrétaire vous accueillera.

– Je viendrai demain, avait répliqué le prêtre, qui, revigoré par les paroles du médecin, avait haussé le ton.

Le lendemain, en soutane, rue de l'Arbalète, il monta vers le 3. La plaque dorée enfin annonça le médecin : *R. P., escalier sur cour.* Essoufflé, il voulut gravir les deux étages à pied pour défier son corps, mais son harassement le guida vers l'ascenseur. Arrivé au second, il faillit redescendre – seul Dieu pouvait l'aider –, il se ravisa et sonna. L'air chaud et humide charriait une odeur mélangée de cuisine. Une dame en tenue de ville le reçut, sa femme, supposa-t-il. L'impressionnante soutane s'assit en salle d'attente. L'odeur se précisa, c'était du ragoût.

Tout s'apparenta à une consultation ordinaire, sauf qu'examiner un curé n'est pas ordinaire.

Le médecin pria le religieux de se déshabiller et de s'allonger. Il commença à palper le ventre autour du nombril, la peau était de consistance normale, puis il enfonça ses doigts sous les côtes droites, recherchant le rebord hépatique. La grosse masse inquiétante qui roula sous ses pulpes rendit au ventre sa qualité prosaïquement humaine.

Pas de doute : cancer du foie.

La soutane pliée consciencieusement sur une chaise rhabilla le corps.

Le curé fut hospitalisé dans le service de chirurgie digestive de l'hôpital où je travaillais.

Externe, je m'appliquai à consigner une observation médicale digne de ce nom. Le curé me retraça sa vie, m'expliqua sa foi, me décrivit ses paroissiens, ses homélies, son épuisement, la visite chez le généraliste. Assis dans un fauteuil marron crème à moitié défoncé, rafistolé par du ruban adhésif blanc, jouxtant le lit, je répertoriai toutes les données sur une feuille de brouillon pour les retranscrire synthétisées et structurées dans le dossier bleu. Quand il prononçait certaines syllabes, la douleur infligée par la contraction incontrôlable de ses abdominaux interrompait ses phrases.

La cicatrice croûteuse dépassait le flanc droit au-delà du nombril. L'intervention datait de quatre jours. Nous attendions l'anapath. J'étais stupéfait par son calme à l'approche du verdict.

Le lendemain, le grand patron à son chevet parcourut le dossier bleu. Je redoutais l'anathème. Il tourna la tête, me fixa, mais s'abstint de tout commentaire. Il n'avait pas eu le temps de tout lire mais c'était une victoire… Je me rappelle les rayons de soleil traversant la fenêtre comme une loupe pour éclairer intensément le ventre d'où l'infirmière avait décollé le pansement.

On avait pris la précaution de remonter les draps jusqu'au pubis pour dérober à la vue l'organe de l'ecclésiastique. S'il s'était malencontreusement découvert, tout le monde aurait par inadvertance jeté un regard furtif sur la chasteté du saint homme. C'eût été inconcevable.

La surveillante versa quelques gouttes d'alcool sur les mains du chirurgien qui se les frictionna puis contrôla la plaie.

– Tout va bien, affirma-t-il. À demain.

Et pas un mot sur l'anapath ?

– Si je dois mourir, dites-le-moi, professeur.

Toute l'équipe sortit, les yeux obstinément dirigés

vers le bas. Cette prétendue absence de résultat augurait le pire, dont le patron retardait l'annonce.

Nous ne nous étions pas trompés ; il nous réunit sur-le-champ dans son bureau.

– L'anapath a confirmé le cancer du foie, c'était évident. La bête était inextirpable. J'ai nettoyé comme j'ai pu, retiré l'épiploon. La majeure partie est restée dans le bide. Ça ne changera rien. Il n'y a plus rien à faire.

– Vraiment ? demanda un de ses assistants.

– Vraiment.

Les soignants feignaient maladroitement la bonne humeur devant le curé. Comment allait-il recevoir la nouvelle ? Sa vocation lui serait-elle d'un quelconque secours ? La fin semble plus normale quand elle frappe un corps très ridé. Assommé, je coudoyais pour la première fois un mort vivant.

Le patron lui révéla la vérité.

Je n'eus pas le courage de patienter jusqu'au bout de l'entretien et je rentrai piteusement chez moi.

Après le week-end, de retour dans le service, on m'interdit sa chambre. L'annonce de la sentence avait déclenché une crise d'agitation incoercible.

– Je ne veux pas mourir !

Sa famille, ses amis et même quelques paroissiennes étaient venus à la rescousse. Seule une perfusion de tranquillisants avait eu raison de l'angoisse.

Une semaine plus tard, on m'autorisa à lui parler. Il était différent, peut-être les calmants.

– Vous… croyez qu'il… n'y a plus rien… à faire ?
– Si… mais si…

Je ne savais pas comment partir de cette chambre. Pourtant je partais. Tous les jours, il me posait la même question et tous les jours, je répondais une niaiserie : « Si, si, on va trouver… »

Un lundi, j'ouvris sa porte. Le soleil tapait sur le lit, les draps tirés à quatre épingles. Dedans, il n'y avait plus de ventre.

On verra bien demain

« On verra bien demain. »
Jean-Michel sans voix ne me le dit plus, il me l'écrit.

« On verra bien demain. »
Jean-Michel ne me l'écrit plus, il me le montre.

Son pouce s'insinue entre l'index et le majeur. Il mime le piston de la seringue que l'on pousse. Fin du jeu. Ce geste, Jean-Michel me le demande.

Suit un sourire.
Invraisemblable et géant dans ce visage sans bouche.

Une minute avant

Une minute avant, on vit, une minute après, on est mort.

Pas si facile à comprendre : « On meurt. » Ça veut dire quoi : « On meurt » ?

Il meurt.

S'il est en train de mourir, c'est qu'il est encore vivant. Il agonise. On le soigne. Peut-on le « désagoniser » ? Voilà la question. Le tirer d'affaire ? Le sauver ? Le veut-on ? Le sait-on ? En sommes-nous capables ? Le veut-il ? Le peut-il ? Aspire-t-il à guérir ? Désire-t-il mourir ? Le sait-il ? Bonjour monsieur, bonjour madame, que voulez-vous ? Est-ce que ça vaut le détour ? Tant de souffrance ! Est-ce qu'il souffre ? Vous souffrez ? Vous m'entendez ? D'accord. Vous ne m'entendez pas. Que décider ? Comment ? On le traite ou on le tue... ou on le laisse mourir ? Ou on fait semblant ? Je vous le demande à vous ? Ou je fais ce que je pense ? Je le demande à qui ? Et si vous le faisiez vous-même ? Faites-le pour moi, pour vous, pour lui. On ne sait plus pour qui ? Que faire ?

Une minute avant, on vit, une minute après, on est mort. C'est la limite. Elle est là, qu'on soit d'accord ou pas ; constamment. Un casse-tête, insoluble. La limite, la transition, il y a bien un moment où on n'est plus que des os, et un autre, avant, où tout fonctionne. Il y a donc un temps où on n'est plus très en vie, mais où on n'est pas encore mort, le passage.

Mais le passage, c'est quand même qu'on est vivant, disent certains. Dans ces conditions, soigner jusqu'à quand ? Fixer une limite ! Encore elle, toujours elle ! Elle est partout. Pas moyen de s'en sortir ; si on l'esquive, elle revient en boomerang dans votre tête.

Alors une grande claque dans la figure quand on s'évanouit, un coup de poing dans le thorax pour faire redémarrer le cœur, une piqûre, un cachet ou un bistouri qui ouvre le ventre, et on vous extirpe du passage. C'est comme si on vous hissait à bout de bras. Et hop ! On vous redonne un peu d'élan. Un peu ou beaucoup. Pour quoi ? Pour rire, pour pleurer ou pour les deux ? Pour vivre un instant ou plus longtemps… Avant d'y retourner… Où ça ? Dans le passage.

Et on recommence… et un jour ça rate.

Ouvrir

« On verra bien demain. »

Désormais, la phrase devenue rituelle signe mon départ. Une conclusion, une embrassade, un « entre nous ». L'un la prononce, l'autre la réplique en écho. Qui prend l'initiative ? Il est arrivé que nous la lâchions ensemble : éclats de rire.

Il est vingt et une heures ou vingt-deux ou vingt-trois. Je viens de passer un quart d'heure, une demi-heure, une heure avec lui, je ne calcule pas, je ne veux pas.

« On verra bien demain. »

Le pense-t-il vraiment ? Est-ce simplement de la politesse, de la gentillesse pour me dire : « Ne t'inquiète pas, je vais dormir, rentre, tu peux rentrer » ?

Quand, délicat, il m'enjoint : « Vas-y », hypocrite, je lui réponds : « Non, pas encore. » Et je reste cinq minutes de plus.

Me barrer, je le souhaite souvent, parfois même avant d'entrer.

Je m'en vais.
Il peut mourir dans la nuit.
La main sur la poignée.
Ouvrir.
Sortir.
Fermer la porte.
Partir, déserter.
Comme tous les soirs.

Ouvrir, comme découvrir une nouvelle page.
La tourner, comme abandonner un ami à la nuit.
Seul.

On ne sort pas de la chambre d'un mourant, on s'enfuit.

III.

Un aphte

Coup de fil le 5 février à seize heures, Jean-Michel a un aphte sur la gencive, à gauche. Il traîne ça depuis deux mois. Son médecin lui a prescrit des gargarismes quotidiens sans résultat. Il n'a pas mal, mais c'est énervant. Il n'arrête pas de titiller la lésion avec sa langue. Le généraliste a demandé une biopsie. Ma sœur lui a conseillé de m'en parler.

– C'est arrivé comment ? T'as pas bouffé un truc spécial ?

– Non, rien de particulier, mais ça saigne.

– Quoi, la gencive ?

– Sûrement.

– Beaucoup ?

– Non, un peu.

– Fais cette biopsie. C'est mieux.

– Mon généraliste m'a indiqué l'adresse d'un stomato.

– Très bien, vas-y. C'est un geste bénin.

– T'es sûr ?

– Oui, il vaut mieux.
– Après mes vacances. Je pars dans quinze jours.
– Combien de temps ?
– Un mois
– Non, fais-le avant.
– Ça m'emmerde.
– Mais c'est une bricole, ça prend trois minutes.
– Sois sympa, on reporte.
– Ce n'est pas la question, débarrasse-t'en.

Il s'obstine. Veut-il me tester, pour découvrir si c'est grave ? On pourrait attendre un peu. J'hésite. Je résiste.

– Bon, OK, je vais le faire. De toute façon, ça m'empêche d'embrasser les gonzesses.

Et il rit.

Le surlendemain, au 23 de la rue Paul-Escudier, au troisième étage, à 16 h 32, la pince du stomato tronçonne la muqueuse turgescente.

Jean-Michel, la quarantaine passée, est un ami occasionnel, ce genre de mec immédiatement sympathique à qui vous vous liez presque malgré vous, que vous ne voyez pas souvent, mais qui vous donne l'impression que vous le connaissez depuis toujours, avec qui vous n'avez partagé que des miettes, mais qui se comporte comme si vous étiez dans tous ses secrets. Il m'avait été présenté par ma sœur et mon beau-frère dans une boîte de nuit. Je le rencontrais là où se trouvait ma frangine, à un dîner, un anniversaire, en week-end, chaleureux, courtois, cherchant à rendre service, adorant faire plaisir.

Je n'ai jamais compris comment il gagnait sa vie, je n'ai jamais su s'il avait vraiment beaucoup d'argent. Il vivait comme un prince, menait grand train. Généreux, il dépensait largement au-dessus de ses moyens. Insouciance ou prémonition ?

Décrivant ses sociétés, ses magasins, ses « je-ne-sais-quoi », le grand entrepreneur tchatchait, palpait des millions, prodiguait des conseils, envisageait des extensions. Ça sonnait faux. Mentait-il ? Je ne crois pas. Un baratineur qui se baratinait lui-même.

– Je pars avec ma mère dans les îles, à Saint-Barth. J'explore la région pour m'installer là-bas.

– Tu ne vas pas t'y ennuyer ?

– Tu rigoles. La vie est douce, la mer d'un bleu turquoise, le climat de rêve. Viens, ça te plaira, toi qui aimes les poissons, les fonds sont grandioses.

– Mais tu vas bosser ?

– Je cherche à exploiter un hôtel là-bas. On verra. Je t'invite.

Le fragment de muqueuse porteur de la réponse fatidique a été plongé dans le formol d'un pot de plastique transparent. L'assistante a collé le nom de Jean-Mi sur le flacon puis l'a apporté avec d'autres au laboratoire. Un homme en blanc a recueilli le prélèvement.

Jean-Michel était un bon vivant, délicieusement entouré, des femmes magnifiques, le règne des copains. Un engouement que justifiaient un charme indéniable, une voix suave, sa faconde et sa munificence. Mais comme pour son argent, il entretenait la confusion : difficile de différencier ses petites amies de celles qu'il côtoyait chastement. En tout cas, toutes laissaient planer une émoustillante équivoque.

Je n'ai jamais entendu la moindre parole méchante, désapprobation, critique à propos de Jean-Michel.

L'homme en blanc

L'homme en blanc a préparé le morceau de gencive. Les yeux sur le microscope, il analyse la lésion. Il dénombre les cellules, étudie leur forme, leur couleur, décrypte leur agencement, explore une zone puis une autre.

Jean-Michel à une terrasse de café fume un gros cigare. Avec deux potes, ils déconnent joyeusement et parlent du cul des filles.

La coquetterie

Mme V. était de ces femmes qui, bien qu'avançant en âge, continuent à tout maîtriser. Soixante-dix-huit ans et quelques mois, autoritaire, volontaire, sympathique, elle ne comptait déléguer ses choix à personne, pas même à ses enfants. Un cancer cinq ans auparavant ne l'avait pas déstabilisée, elle avait décidé pour elle-même, courageusement : le sein droit, les ganglions de l'aisselle y étaient passés. Malheureusement, la maladie n'avait pas fléchi. On fut contraint d'augmenter la radiothérapie.

Les effets protecteurs des rayons persistent toute la vie. Mais quand la dose est forte, les tissus s'abîment, durcissent, parfois s'ulcèrent. Pas tout de suite, des années après.

Mme V. était un cas extrême. Une gangue brune, dure, cartonnée, enserrait le thorax, empêchait la respiration. Un trou au milieu de la cicatrice qui remplaçait le sein laissait entrevoir une côte blanchâtre. La plaie, torpide, ne se fermait pas, faute de cellules régénératrices.

De jour en jour, le trou évoluait vers la caverne, au risque d'atteindre le poumon. La mort rôdait.

Ses médecins, inquiets, connaissaient la menace et la lourdeur de l'éventuelle chirurgie – les soixante-dix-huit ans n'arrangeaient pas les choses. La situation s'enlisait.

Trop vieille…

Elle râla.

Aucun onguent n'apportait la moindre amélioration. Ils avaient tout testé.

J'ignore qui lui conseilla de venir me consulter.

Rien n'aurait permis d'imaginer que la dame élégante, cheveux laqués, châtain foncé, qui se présentait à mon cabinet accompagnée de son fils, pilote de ligne à Air France, et de son épouse, prof d'anglais dans un lycée parisien, camouflait un sein manquant, une brèche dans la poitrine, un cancer. Impassible, l'aviateur réprimait ses émotions pour ne pas contaminer sa mère. Mais par un phénomène de vases communicants, la belle-fille extériorisait le désarroi. Elle s'identifiait.

– C'est une vraie poudrière ! s'écria un de mes assistants.

Il avait raison : l'opération, loin d'être anodine, risquait de provoquer l'explosion.

Mais le trou, bien qu'indolore, agaçait prodigieusement Mme V., résolue à l'action.

– Vous pouvez en mourir.

– Tant pis.

– Vous êtes certaine ?

– Je suis certaine. Vous m'avez dit que le trou ne cicatrisera pas naturellement.

– Non, vous avez raison.

– Il peut s'aggraver, docteur ?

– C'est possible.

– Vous voyez ! Qu'on m'enlève cette horreur. Si je meurs, je causerai moins de soucis à mes gosses !

La belle-fille terrorisée, le fils imperturbable, la mère menait le bal.

– Vous êtes sûre ?

– Oui, je veux.

S'abstenir revenait à la condamner à plus ou moins long terme ; l'opérer pouvait l'achever séance tenante. Le problème restait entier : « à plus ou moins long terme » représente combien de temps ? Un jour, un an, trois ans ?

– Oui, je veux.

L'intervention fut programmée. Le commandant de bord demanda alors une foule de précisions techniques, sans remettre en cause la parole maternelle, une check-list.

Mme V. fut anesthésiée aisément. La grande excision des téguments irradiés transforma le trou en un énorme cratère qui fut bouché avec la peau du dos indemne et son muscle : pas de saignement massif, pas d'accroc.

« Ça roule. »

J0 : réveil facile.

J1 : quelques douleurs calmées par les antalgiques.
J2 : elle grogne pour aller pisser dans la salle de bain.
J3 : elle accepte bon gré mal gré le bassin.
J4 : le premier pet.
J5 : la convalescente va au fauteuil.
J6 : mise sur les toilettes.
J7 : elle prend un rendez-vous chez le coiffeur.
J8 : Thierry, l'infirmier, alarmé, me cherche :

– Elle ne bouge plus le bras gauche.

J'abandonne ma consultation.

Sa table de chevet dans un désordre inaccoutumé, les draps à moitié hors du lit, Mme V., assise, bancale, mal calée par des oreillers, n'exprime rien.

– Holà ? Madame V. ?

Elle lève à peine les yeux. Sa bouche dévie à gauche.

Un accident vasculaire cérébral !

– Madame V. ? Madame V. ? Ça va ?

– Quoi ?

J'arrache quelques mots ; atone, elle ne répond pratiquement plus.

« Merde, merde, merde ! »

Je prescris des examens et mets en route un traitement d'urgence sans conviction.

Je rage : « C'est cuit. »

Je modère : « Tant pis, on a essayé. »

Je module : « De toute façon, elle serait morte dans de cruelles souffrances. » (Je me mens, impossible de prévoir.)

Je me persuade : « Elle a décidé. »

Je me rappelle : « Oui, je veux. »

Mais ne lui ai-je pas suggéré sa décision ? Existe-t-il vraiment un libre choix ? N'est-ce pas le médecin qui statue, qui influe, qui tranche ?

Je me morigène : « Elle était vivante. Qu'est-ce que ça pouvait foutre un trou qu'on ne voyait pas et qui ne faisait pas mal ? Mes collègues avaient raison, il fallait temporiser. Mauvaise pioche. Je me suis planté. »

Je me calme : « À plus ou moins long terme, une catastrophe serait survenue. »

Je n'en sais rien.

La même interrogation revient : « à plus ou moins long terme », c'est combien de temps ?

Nouveau bilan, nouvel examen, constat sans appel : elle va mourir.

La famille ne m'en tient pas rigueur ; tout a été déterminé de conserve.

« Je l'ai tuée. »

Nous avons pris ce pari. Mais quand nous affirmons « nous », de qui parlons-nous ? Des proches, de la patiente, du médecin ? La réponse n'est-elle pas contenue dans la manière de poser la question ? Décider en toute connaissance de cause, n'est-ce pas une gigantesque fumisterie médicale ? Une hypocrisie ? Une affabulation ? Une absurdité ! Un leurre !

Elle m'a choisi. Je l'ai soignée comme j'ai pu, comme j'ai cru.

Me chuchoterait-elle : « Ne vous inquiétez pas, le contrat entre nous le stipulait, on a tenté. Je connaissais les risques » ? On se dédouane comme on peut…

Dans le coma, les avis fusent :

– Il faut arrêter les soins.

– Dans tous les cas, elle sera paralysée.

– Elle va perdre la tête.

– Elle ne s'en sortira pas à cet âge.

– Elle a bien vécu, ça suffit.

« Maintenons notre conduite quelques jours, continuons les traitements. Elle ne souffre pas. »

Pourquoi ai-je persévéré ?

Le visage de celle qui aimait se pomponner avait pris vingt ans. La longueur des racines blanches de sa chevelure emmêlée permettait de dater le début de la dégringolade. La peau ternissait. Elle mourait.

Le fils se taisait. La belle-fille se taisait.

Devait-on stopper la thérapeutique ? « Non, encore un peu. » Et je m'accordais un jour de plus.

Certains commençaient à penser que je m'entêtais, que je m'acharnais.

Un matin, Mme V. s'est trouvée mieux.

Au bout de quinze jours, elle traînait la patte dans le couloir en maudissant sa bouche tordue.

À un mois, elle quittait l'hôpital sur ses deux jambes, heureuse de rentrer chez elle.

À six mois, ses lèvres symétriques, fardées de parme, redonnaient des ordres. Elle ne boitait plus. Vivante ! Impeccablement coiffée, sa belle-fille tirée à quatre épingles, les deux radieuses à ma consultation.

– Docteur, elle fait ses courses au supermarché toute seule.

À plus ou moins long terme ?

« Oui, je veux. »

Ça ne marche pas toujours.

Personne ne peut anticiper la fin.

Le stomatologue

Un vrai bordel, son bureau !

Le stomatologue soulève une feuille, une autre, lève les yeux une seconde, regarde sous un livre, contient son agacement, le travestit en un sourire béat, se gratte la tempe, s'assoit, se lève, poursuit sa fouille.

« Où ai-je fichu ce papier ? » pense-t-il si fort qu'on l'entendrait presque.

Se sentant épié, jugé, il accentue ses maladresses.

Jean-Michel s'en moque, le désordre ne l'impressionne pas. Au contraire, il le calme.

Le menton en galoche du médecin s'allonge à chaque recherche infructueuse. Encore un peu, il tomberait sur la table ! Un docteur de la bouche avec la gueule démontée au point d'en discerner la gorge et les dents !

« Oh, pardon ! Aidez-moi à la remettre en place. »

Et Jean-Michel de la rebouter, les rôles inversés :

« Ah ! Vous avez une carie... », pourrait-il lui annoncer.

Le médecin inspecte une pile de revues.

La diffraction s'estompe.

Le menton recule, les dents réintègrent leurs quartiers.

Le maudit papier est retrouvé.

Trois jours plus tôt, après avoir exploré méticuleusement tous les recoins du segment de muqueuse, l'homme en blanc avait signé le compte rendu anatomopathologique qu'il avait mis sous pli.

Conclusion : carcinome épidermoïde.

Le stomatologue avait reçu le rapport la veille, qu'il avait perdu illico tant il répugnait à asséner le maudit verdict.

Le résultat égaré ou un retard de la poste aurait octroyé un sursis.

Si l'on n'a pas mal, la maladie ne se déclare que lorsqu'on vous le dit.

– Docteur, qu'est-ce que ça dit ?

– Carcinome épidermoïde.

– C'est quoi, ce truc-là ?

– Un petit cancer, mais il est pris au début.

– Un cancer !

– Oui, mais un petit.

– C'est grave ?

– Non, non, ne vous inquiétez pas.

– Si ce n'est pas grave, ce n'est pas grave. Vous me soignerez très vite.

– D'accord, mais donnez-moi tout de même un peu de temps.

– Pas longtemps, s'il vous plaît, je pars dans quinze jours avec ma mère en vacances.

– Désolé, mais je crains qu'elles soient compromises.

– Soyez compréhensif, elle les attend avec impatience. On verra après. Je reviens dans un mois.

– Impossible, vous devez vous traiter tout de suite.

– Alors soyez chic, enlevez-moi ce machin demain. J'ai tout réservé.

– Non, je vous assure, le délai est trop court, rien que pour les examens et le bilan, on n'y arrivera pas.

– J'ai un copain dans un labo. Il accélérera tout.

– Si vous voulez, je demanderai au chirurgien combien de temps il faut au minimum.

– Au chirurgien ! Pourquoi ? C'est une intervention ?

– Oui, pour extraire la masse.

– Mais vous m'avez dit que c'est petit.

– Oui, c'est petit.

– Et pourquoi ce n'est pas vous qui m'opérez ?

– Non, il faut un chirurgien.

– C'est gros alors ?

– Mais non, seulement ça doit être fait au bloc.

– Une anesthésie générale ?

– Oui, évidemment.

– Oh, putain ! Mais je n'ai même plus de sécurité sociale. Comme j'allais travailler hors de France, j'ai tout arrêté.

– Arrangez-vous pour la récupérer, c’est important.

– Ah bon ! À ce point !

– Il vaut mieux, les journées d’hospitalisation coûtent cher.

– Vous êtes sûr, vous ne pouvez pas m’opérer au cabinet ?

– Je suis sûr.

– Vous savez, je suis dur au mal. Avec une anesthésie locale ?

– Non, n’insistez pas, inenvisageable.

– Ça m’emmerde.

– Je sais. Différez vos vacances, ce n’est pas un monde. Vous repartirez.

– Je ne vous raconte pas la déception de ma mère.

– Il faut faire avec.

– Et qu’est-ce que je prétexte ?

– Un gros kyste.

– Un kyste ! Elle ne va rien piger !

– Dites que vous risquez de perdre des dents.

– Fait chier !

Ma grand-mère Margot

Ma grand-mère Margot était très belle, les yeux clairs et malicieux. Elle avait épousé son mari à seize ans, l'avait perdu à trente. De leur union étaient nés huit enfants, dont mon père, l'aîné.

Gamin, je lui rendais visite le samedi ou le dimanche. Elle habitait dans un deux pièces à Dupleix, au premier étage, devant le métro aérien. J'étais fasciné par ces rames qui passaient juste au niveau de la fenêtre en résonnant dans tout l'immeuble. Dormait-elle avec tout ce bruit ?

Dans la salle à manger, sur le buffet, trônaient des objets hétéroclites, témoins de l'accumulation des années : une main de Fatma, un grand miroir ovale, une boîte recouverte de velours rouge, quelques photos, un troupeau d'éléphants se tenant par la queue, au corps d'ébène et aux défenses d'ivoire, posés sur un napperon de dentelle finement brodé. Comment avait-on eu l'idée d'acheter ces pachydermes ? La nuit, ils devaient faire peur.

L'enfance envolée, les animaux toujours sur le meuble, la vision cauchemardesque s'atténua et ma grand-mère développa un bouton sur la paupière inférieure droite.

Soixante-dix-huit ans !

En stage en chirurgie plastique, terminant mon internat, je demandai à mon patron son opinion.

– C'est un cancer de la peau.

– Oui, un basocellulaire, ça ne métastase jamais, lui glissai-je pour me rassurer et étaler ma science.

Tout de suite, j'ajoutai :

– Bon, elle est vieille, ça ne pousse pas vite, on la laisse tranquille.

– Tu te trompes, la durée de vie des gens est imprévisible, dans dix ans, ta grand-mère sera peut-être en pleine forme. Si on ne la lui retire pas, sa tumeur va grossir puis attaquera l'œil, alors on sera bloqué.

Je n'insistai pas. Elle fut opérée et guérie.

Nouvelle alerte, cinq ans plus tard, une infection des jambes, un érysipèle.

Hospitalisation d'urgence, traitement, bilan. Le médecin lui trouve une anémie et déclenche la batterie d'examens dont une fibroscopie. Par hasard, on repère une ulcération de l'estomac qui est biopsiée.

Cancer !

Découvert par hasard, minuscule, à quatre-vingt-trois ans, que faire ?

Le chirurgien digestif vient discuter avec mon père et moi.

– L'intervention est une gastrectomie. Lourd, quand même.

– Elle peut mourir ?

– Oui, elle peut.

– Ah !

– Son cancer est tout petit, elle peut coexister longtemps avec. C'est vous qui voyez.

Le chirurgien sollicite notre avis !

Les yeux brillants et humides de mon père, si décideur d'habitude, m'interrogent.

Impossible de s'en remettre à ma grand-mère. Quand je tente d'expliquer le plus délicatement du monde sa maladie, elle me coupe la parole :

– Ça va, mon fils, ça va. On fait comme tu dis.

Tout me retombait dessus, un simple étudiant.

Je me rappelai les préceptes de mon patron : « On ne sait pas combien de temps les gens vivent. Dans cinq ans, elle aura une grosse tumeur douloureuse et inextirpable. »

On lui enleva pratiquement tout l'estomac.

Après quelques jours en réanimation, l'évolution fut rapidement favorable. Ma grand-mère se porta comme un charme.

Cinq ans plus tard, alors que je prenais le café chez elle, un métro passa et ébranla la maison. Des pas d'éléphants galopant dans la jungle. Par réflexe, je regardai le buffet, ils n'avaient pas bougé, leurs défenses d'ivoire pointées vers le ciel.

Elle est morte quelques années plus tard d'une complication de son diabète. On a essayé de la soigner.

Il y a toujours un combat qu'on perd, le dernier.

Secret

Coup de fil de ma sœur :

– Jean-Michel a un truc à la mâchoire. Il a vu un médecin qui lui a annoncé que c'était un cancer. Tu crois que c'est vrai ?

– Je ne peux rien te dire. Je suis soumis au secret professionnel.

– Arrête de déconner, c'est moi qui lui ai conseillé de t'appeler.

– Je ne peux pas, Martine.

– Allô, Jean-Michel ? Ma sœur m'a appelé. Est-elle au courant ?

– Oui, elle m'aide.

– Je peux lui parler de toi ?

– Oui, naturellement, tu peux tout lui dire, au contraire.

La mandibule

– S'il lui a dit, c'est que c'est vrai.

– Non !

– Malheureusement si.

– Il devait partir en vacances, il avait tout prévu. Le pauvre !

– Franchement, ce n'est pas le problème, Martine.

– Mais ça va s'arranger, ce n'est pas grave ?

– C'est sérieux quand même.

– Je n'y crois pas.

– Moi non plus.

– Il est jeune.

– Oui, c'est très jeune.

– Je n'y crois pas.

– Il fumait beaucoup de gros cigares, je ne vois que ça.

– Quelle saloperie ! Tu opères ça, toi ?

– Oui, peut-être. Il faut qu'il fasse faire sa biopsie rapidement.

– Le stomato lui a sorti qu'il devait lui retirer les dents, c'est dégueulasse.

– Il a donc eu le résultat. Il ne m'a pas averti. Bon, je vais lui demander de passer.

– Oui, téléphone-lui. Tu sais comment il est, il ne veut pas déranger.

Le lendemain.

– Ouvre.

J'écarte sa joue avec un abaisse-langue.

– Plus grand, encore plus.

Une ulcération d'un centimètre près de la gencive au-dessous de la deuxième molaire. Merde.

Je libère sa bouche et sa parole :

– Maurice, comment vas-tu ? Tu travailles trop. Viens me rejoindre un peu dans les îles. Tu te reposeras. C'est une belle époque au printemps.

Voulait-il faire bonne figure ? Minimisait-il l'ampleur du mal ? Ou sa nature optimiste prenait-elle le dessus ?

– D'accord, je viendrai. Ta lésion est emmerdante, Jean-Michel. Elle est chirurgicale.

– OK, c'est toi qui m'opères.

– On verra, ce n'est pas le problème pour le moment. Il faut choisir une équipe, un cancérologue. Tu auras de la radiothérapie.

– Ah bon ? Je n'y comprends rien. Si tu veux, c'est toi qui sais. Avec toi, je suis entre de bonnes mains.

– On va y arriver.

Jean-Michel sourit comme si mes paroles ne l'affectaient pas. Puis il continue :

– Je ne plaisante pas. Rapplique, toi qui aimes la mer. Donne-moi une date.

Je profite de la diversion qu'il m'offre pour souffler. Peut-être désire-t-il souffler lui aussi ?

– OK. Cet été.

– Le stomato m'a dit que j'avais un cancer. Ça se soigne ?

– Oui.

– Il dit que c'est petit.

– Oui.

– Bon, alors !

Il me réconforte. Le monde à l'envers !

Mais il refuse d'entendre :

– On va sans doute enlever la moitié de la mandibule. Ça te déformera pas mal. Je préfère qu'on prenne d'autres avis, je suis trop proche de toi, je risque de mal raisonner.

– C'est quoi la mandibule ?

La famille

Si Jean-Michel ne se départait jamais de sa courtoisie, de sa gentillesse, de son affabilité envers ses amis, loin d'en connaître les tenants et les aboutissants, je savais que sa vie de famille était compliquée. Le sujet était sensible, je ne l'ai pas abordé. Il avait deux filles dont il me parlait régulièrement, mais je ne savais pas s'il les voyait souvent.

C'est toi qui décides

Pendant quinze jours, Jean-Michel fit le tour des plus éminents spécialistes. Tous jugèrent qu'il fallait enlever la mandibule, sauf un, qui préservait une petite baguette d'os pour obtenir un meilleur résultat esthétique et empêcher la déviation de la bouche, un traitement dit conservateur.

– Moi, je te conseille de tout barrer. Tu seras tranquille.

– T'es sûr, Maurice, ils veulent m'arracher la moitié de la tête et me prendre de la peau dans le dos.

– Je sais, Jean-Mi, mais il faut tirer un gros coup de bazooka sur ton cancer.

– C'est dur.

Chacun livrait son sentiment, les copains, les parents, les relations… Le chirurgien conservateur avait très bonne réputation. Difficile d'imposer une opinion contraire. Pourtant, je maintenais mon point de vue maximaliste.

– Jean-Mi, c'est ma conception. Maintenant, personne ne peut prévoir vraiment. C'est toi qui décides.

Jean-Michel décida d'opter pour le traitement radical. Il m'épargna l'inenvisageable : arracher la moitié du visage d'un ami. Je l'aurais opéré s'il avait insisté. Jean-Michel, subtil et délicat, avait senti mon désarroi, n'avait rien imposé, rien objecté, comme d'habitude, ne voulant surtout pas déranger.

On choisit un chirurgien dont je connaissais la compétence sans failles. Nous étions confiants.

C'est toi qui décides.

IV.

Parfait

L'intervention fut faite, parfaite. Les suites furent simples et Jean-Michel quitta très vite l'hôpital. La radiothérapie se déroula sans problème. Le visage de Jean-Michel, modérément déformé, socialement correct, exprimait toujours la même tendresse.

Je dînai un soir avec lui et d'autres camarades. Le repas fut gai. La maladie était oubliée. Il pouvait manger. Dans un mois, il partait dans les îles…

Oui

Onze heures, aux urgences de l'hôpital Tenon

– Une dame brûlée au coude et au bras, avez-vous de la place ? se désespère l'infirmière qui trime depuis des heures.

– Quel est son nom ? demande un homme à l'autre bout du fil.

– Isabelle Blanchard.

– Et son âge ?

– Soixante-douze ans.

« Ce médecin, va-t-il tout de même l'accepter dans son service ? »

– Cinq minutes, je regarde les lits qu'il me reste.

– Elle est très fatiguée.

Silence.

– Pouvez-vous attendre un peu avant de la transférer ? Le lit ne se libère que dans deux heures. Elle est à pied ?

« Ouf ! »

– Non, elle est en ambulance.

– OK.

Quinze heures à l'hôpital Saint-Antoine

La brûlure est profonde. La dame s'est endormie le bras sur son radiateur, probablement sous l'emprise de ses médicaments. Elle n'a pas mal, même les nerfs ont été brûlés.

– Il ne faut pas tarder. Dès qu'on peut, on y va.

L'interne n'y croit pas.

– Pourquoi l'opérer ? Elle est pourrie ! Mieux vaut la laisser tranquille. Elle ne pense même plus !

Elle fut opérée dans la journée. Quarante-huit heures après, on ouvrait le pansement, la greffe avait pris. Sa confusion qui persistait préexistait-elle à l'accident ?

Nous avions peu de renseignements. Elle vivait seule. Son fils, en vacances, devait venir.

Huit jours après l'opération

L'assistante sociale m'entretient de cette dame et de son fils.

– Il est mécontent, on ne comprend pas à propos de quoi. Il est venu visiter sa mère pour la première fois trois jours après l'intervention, et il est allé directement se plaindre auprès du conciliateur médical en faisant tout un foin. Il paraîtrait que le conciliateur est d'accord avec lui.

– D'accord sur quoi ?

– Mystère !

– Il ne m'a pas contacté. Je ne sais même pas s'il a lu le dossier.

– Il ne l'a pas réclamé en tout cas.

Le lendemain

Le fils entre dans mon bureau accompagné de sa sœur.

– Quel avenir pour ma mère ?

– Je n'en sais rien.

– Vous êtes chirurgien, vous devez m'informer.

– C'est que je ne sais pas, monsieur. Peut-être va-t-elle mourir dans quelque temps, peut-être va-t-elle redevenir comme avant.

– Est-ce que ça valait le coup ? Elle marchait, elle riait, elle était autonome dans son appartement.

– C'est pour cela que nous l'avons soignée. On a une chance qu'elle remarche. Est-ce qu'elle vous a reconnus ?

– Oui, je crois, souffle la sœur.

Le soir

La tête fléchie sur son coussin. Je l'ai redressée. Elle m'a souri. Je lui ai demandé comment elle s'appelait, elle m'a souri. J'ai insisté. Elle m'a souri. Puis je lui ai dit : « Ça va. » Elle m'a souri. Je lui ai répété : « Ça va bien. » Là, elle a descellé les lèvres, j'ai entendu : « Oui. »

OUI

Une once de conscience dans un corps fatigué. Un esprit lassé par un corps épuisé ? Un corps épuisé par un esprit lassé ?

Un espoir.

Ne pas mentir aux enfants

Difficile de ne pas être accusé de sexisme : la beauté réservée aux filles, l'autorité aux hommes, et la sensibilité…

Dans ce qui suit, les mots en italique peuvent remplacer ceux qui les précèdent.

Le texte respecte ainsi la réalité de la consultation. Chacun le déchiffrera comme il voudra et pourra même le lire selon toutes les combinaisons possibles.

Une jeune fille, *un jeune garçon* de dix-huit ans vient avec sa mère, *son père* consulter pour des cicatrices.

– Comment cela est-il arrivé ?

– Il, *elle* a été renversé*e* par une voiture à six ans. Vous auriez vu son visage, docteur ! Elle est tombée, *il est tombé* sur un bon chirurgien.

– Comment envisagez-vous ça, mademoiselle, *jeune homme* ?

– On va m'enlever mes cicatrices, murmure-t-elle, *murmure-t-il* timidement.

– Tout le monde nous a conseillé d'attendre ses dix-huit ans, assène la mère, *assène le père*, catégorique.

Erreur fatale, irréparable comme est irréparable la peau de la demoiselle, *du jeune homme.*

Mentir par charité.

Mentir par faiblesse.

Mentir par lâcheté.

Pourquoi mentir ? Pour la fille, *le jeune homme,* pour la maman, *le papa.*

Peu importe, cela ne sert à rien.

Remettre à plus tard, ajouter l'espoir déçu.

Les enfants s'accommodent de la vérité, ce sont les parents qui ne veulent pas l'entendre.

Dire la vérité à son enfant insupporte, agace, crispe le père *ou la mère.*

– Tu sais, ta cicatrice ne s'effacera jamais. Elle blanchira, mais restera.

– On pourra l'effacer plus tard, tente de rattraper la mère, *le père.*

– Non, on ne pourra pas.

– Mais si, on pourra, à dix-huit ans.

– Non, non, on ne pourra pas, mais c'est et ce sera une belle jeune fille, *un beau jeune homme.* Sophie, *François,* on te demandera parfois à quoi correspond cette marque. C'est simple, tu n'auras qu'à expliquer que tu as été victime d'un accident quand tu étais petite, *petit.* Ce n'est pas mal.

Je parle à la gamine, *je parle au gamin,* mais mon

discours s'adresse à la mère qui fond en larmes ou au père qui craque. Il y en a toujours un dans le couple qui soutient mon propos quand l'autre s'écroule.

Votre fille, *votre fils* s'acceptera si vous-même l'acceptez. Votre fille, *votre fils* se fait simplement le porte-parole de votre douleur.

Trouvez-la belle, elle sera belle.
Elle est belle.
Tu es belle.

Trouvez-le beau…

Maintenant

« Je préfère souffrir, mais être présente. »

La femme dédaignait de s'abrutir avec des médicaments pour s'évader, passer le cap, refusait de s'endormir pour mourir.

Calmer l'angoisse de la fin : on le fait si souvent sans demander l'avis du mourant.

Mais n'est-ce pas l'heure où la lucidité lui est la plus nécessaire, vitale ?

Choisir

Heureusement, nous avons choisi la méthode radicale, la plus lourde, celle qui laissait le moins de chances à la tumeur de gagner. Quand je dis « nous », c'est Jean-Michel et moi, en fait c'est moi et il m'a suivi.

La tumeur a récidivé.

« Heureusement », ça ne veut rien dire puisque cela n'a rien changé.

« Heureusement », un euphémisme pour masquer la tristesse…

Cet « heureusement », en vérité, je le pense égoïstement pour moi. « Heureusement », car j'aurais pu croire que je t'avais imposé un mauvais choix. On porte en soi ses mauvais choix ; la bonne foi n'empêche rien.

Aujourd'hui, pour toi, ça ne change rien. Mais pour moi, pour tes filles ?

La pluie et le beau temps

Tout bascule pour presque rien, comme l'homme qui vous dit le matin : «Je veux mourir» et l'après-midi : «Je veux vivre.»

Abîme

Jean-Michel, ce dimanche, va étonnamment mieux.

L'œil a complètement dégonflé.

Ses deux filles jumelles sont venues lui rendre visite. Sans le pansement qui recouvre le trou dans la joue, on oublierait la maladie. Ce cancer est tellement bizarre ! Ne pourrait-il s'essouffler, régresser, disparaître sans explication, par miracle ?

On se réveille soulagé des cauchemars et nostalgique des jolis rêves.

Vite un cauchemar !

Pour se réveiller.

Il revient de chez le coiffeur, cheveux coupés court, rasé de près. Son allure lui donne du peps. Il débite une blague chaque minute.

On rit.

À gauche, son front ne plisse pas, la paralysie n'existait pas hier.

Vingt-deux heures

Il est vingt-deux heures.

Je passe la porte.

Je m'assois et je lui parle.

Il me répond par des mouvements chaotiques du visage.

Couché sur le côté, il met sa main sur son cou, il bouche ainsi sa trachéotomie pour émettre un son. Un grognement sort de l'orifice buccal. Avec le temps, j'ai appris à le déchiffrer et puis je connais la phrase par cœur. Il me l'a dite tant de fois :

« On verra bien demain. »

C'est le signal, je peux partir.

La dignité du cabinet

Petite pièce en quatre actes

Acte I

Hector ne marchait plus.

Comme il ne marchait plus, on le trouvait vieux.

Comme on le trouvait vieux, on haussait le ton pour s'adresser à lui.

Comme on haussait le ton, on le trouvait encore plus vieux.

Pourtant, il n'était pas sourd.

On lui criait dessus comme sur un môme.

Et on l'appelait papi.

Il ne l'avait jamais été, il n'avait pas d'enfants.

Recommençons.

Il ne marchait plus.

Comme il ne marchait plus, il ne pouvait pas aller se soulager.

Comme il n'était pas rare qu'on l'oublie, au bout d'une heure ou deux, il se lâchait.

Alors, on lui fourra l'urinoir autour de la bite la moitié de la journée.

C'était pareil pour la merde.

«Papi, qu'avez-vous fait ?»

Promu, de vieillard, au grade de grabataire, il ne s'exprimait plus. L'envie de protester s'était dissipée, par lassitude.

Il avait décidé de se taire.

Et de chier quand il voulait.

Avez-vous déjà marché sur la pointe des pieds ?

(Pas de faire des pointes, mais de tenir sur la partie antérieure du pied.)

Cinq minutes ? Seulement cinq minutes ?

La plupart d'entre nous abandonnent avant.

Acte II

Celui qui ne marchait plus fut amené à ma consultation pour une plaie profonde, mais sans gravité. Il s'était blessé à la jambe. Comment ? Quand ? Pourquoi ? Nous n'avions aucune information. Le muscle entamé épouvantait l'entourage. (Cependant, il ne servait plus à rien.)

Je tentai un dialogue, en pure perte. L'homme langé allongé dégageait une forte odeur d'urine.

– Ne le bougez pas, laissez-le sur le brancard, je vais l'examiner sur place.

Les pouls tibiaux battaient vigoureusement, son pied restait bloqué en extension, impossible de le plier. Je forçai, il grimaça. De l'autre côté, même constatation : équin bilatéral non réductible.

L'ambulancier bougonnait, mécontent d'attendre.

Pas de famille. Aucun renseignement. Pas de message du correspondant, juste un dossier chaotique, hantise des consultations surchargées.

Je farfouillai dans les documents sens dessus dessous pour dénicher quelques bribes, parvenant par chance à mes fins. Avant que le découragement ne m'incite à écrire au médecin envoyeur une lettre vengeresse, je tombai sur un résumé dactylographié (donc lisible) de l'histoire de la maladie.

L'homme avait pâti, un an plus tôt, d'une sévère bronchite qui l'avait contraint à un court séjour en réanimation. De retour dans sa maison de retraite, guéri des poumons mais épuisé, il ne se levait plus, le manque de kinésithérapie n'ayant rien arrangé. Était en outre noté : *dégradation progressive sans cause apparente.* On évoquait un syndrome dépressif.

Avez-vous suspendu votre lecture cinq minutes pour marcher sur la pointe des pieds ?

Attention, jamais sur les talons, pas même une fois.

Acte III

Je dictai un courrier à son médecin :

Cher confrère,

La plaie de votre patient ne pose pas de problème particulier, je l'ai simplement suturée.

Par contre, j'ai remarqué que M. ... présentait un équin bilatéral sans doute consécutif à son alitement durant sa bronchite et son passage en réanimation. Je pense malheureusement qu'il n'est plus possible d'améliorer la situation par kinésithérapie. Toutefois, une intervention type ténotomie d'Achille lui redonnerait sa mobilité de cheville. Elle est d'autant plus indiquée qu'elle est praticable sous anesthésie locale. Il y a peu de chances que M. ... remarche par la suite, mais cela vaut la peine d'essayer. J'ai fixé une date opératoire, merci de me confirmer votre accord.

Cordialement.

Lorsque la cheville n'est pas utilisée, le tendon d'Achille a tendance à se rétracter, imposant l'extension. Le patient se retrouve constamment sur la pointe des pieds, ce qui l'empêche de marcher.

La ténotomie consiste à sectionner le tendon trop court pour replacer le pied à angle droit par rapport à la jambe ; on supprime ainsi la faculté de se hausser sur les pointes, ce qui importe peu quand on n'est ni sportif ni danseur... mais on autorise la marche.

Acte IV

Les pointes ?

Notre homme vieux devenu vieillard puis grabataire pouvait-il marcher ainsi, non pas cinq minutes, mais tout le temps ?

Vous avez la réponse si vous avez essayé.
Alors de fil en aiguille… il avait arrêté de parler.

Épilogue

Section des deux tendons d'Achille.
Bonne rééducation.
Déroulé du pas harmonieux.
Aux toilettes tout seul.
– Hector, vous devriez vous coucher.
– Plus tard.

V.

Impasse

Ma sœur est inquiète :

– Jean-Michel n'a pas voulu te le dire, mais ça a récidivé. Son voyage est annulé.

– Je ne suis pas au courant, toujours cette maudite manie de ne pas déranger !

Je contacte le chirurgien qui l'a opéré : hélas, aucune possibilité de reprise. De toute façon, enlever quoi ? Jusqu'où ?

– On va refaire un peu de radiothérapie.

Je sais qu'il n'y croit pas, je n'y crois pas non plus mais il faut bien lui proposer quelque chose.

Statistique

Ranger les patients dans des cases en serinant des statistiques de pronostic vital, de savantes courbes d'évaluation, c'est bon pour la science. Mais pas pour les gens.

– Bonjour, monsieur, vous avez 37 % de chances de survie à cinq ans.
– Survie ? Je veux simplement vivre, docteur.
– Oui, mais maintenant vous êtes en survie.
– C'est quoi, la survie ? Au-dessus de la vie ? Le paradis, l'enfer ?
– Vous vous posez trop de questions.
– Dites-moi, n'est-on pas en survie dès la naissance ?

– Bonjour, madame, que faites-vous ?
– Oh moi, je vis ma survie.
– Pourquoi ?
– C'est le médecin qui l'a décidé.
– Ça se passe bien, vous profitez ?

Je suis heureux de vivre

– Bonjour, SAMU 93, un homme, trente et un ans, intubé, qui s'est mangé une barre de fer incandescente dans son usine.

– Comment est-ce arrivé ?

– On ne sait pas trop. Il fabriquait des linteaux et des poutres métalliques. L'une s'est décrochée, une chaîne défectueuse ? La surface n'est pas très grande, 20 % quand même, mais l'écrasement m'inquiète.

– Bon, amenez-le.

– Difficile d'évaluer les lésions sur place.

– Peu importe.

Le bilan est désastreux : les deux jambes cramées, genoux inclus, de la bouillie, aucun espoir de récupération ; un bras carbonisé ainsi qu'une partie du cuir chevelu, du front jusqu'aux yeux.

Devant ce tableau apocalyptique, la violence de l'horreur est supplantée par l'urgence, le gouffre vertigineux où vous plonge la question : que faire ?

Pourtant, c'est évident.

Action :

– On ampute en cuisse des deux côtés. On n'a pas de recours. Je demande un scanner pour sa tête.

– Est-il transportable ?

– Oui.

– Allez-y doucement. Tu as téléphoné pour qu'ils nous le prennent en urgence ?

– Non, je m'en occupe.

– Attention, ne le secouez pas.

– OK.

Les images ne montrent pas d'hématome intracérébral, une bonne nouvelle, mais qui ne garantit pas un cerveau indemne.

Bien qu'il soit jeune, les réanimateurs requièrent le report de l'intervention afin de rétablir ses constantes.

– Si on l'opère tout de suite, on le tue.

– Si on attend, il est mort.

– Je ne le tiendrai pas, donnez-nous deux jours. S'il s'aggrave, on y va.

– D'accord.

Plan opératoire : amputer les deux jambes, sauver le bras par microchirurgie, nettoyer le crâne.

– Il sera aveugle ?

– Possible.

– On verra bien…

En tendant l'oreille, je capte les marmonnements :

– À sa place, plutôt crever.

– Vivre sans jambes et avec un seul bras, très peu pour moi.

– Et aveugle, en plus.

– Le fauteuil roulant à vie, certainement pas.

– C'est invivable.

– Je me suiciderais.

– Il aurait dû y passer.

– Moi, je le laisserais mourir.

Nous y voilà.

Les réanimateurs accomplissent un travail inouï.

Feu vert : j'organise l'équipe des chirurgiens. Nous allons opérer à plusieurs pour raccourcir le temps d'anesthésie.

L'opérateur du bras réussit à le récupérer en réparant les artères et en greffant la peau.

Pour les jambes, l'amputation est planifiée, mais in extremis, je ne m'y résous pas, je tente la conservation. C'est osé, mais comme il s'améliore, je prends le risque. Après avoir pelé les membres, de grands fixateurs externes, des fiches plantées dans les tibias et les fémurs maintiennent les foyers de fractures.

Le chirurgien qui s'occupe de la tête excise la peau brûlée du scalp et du front sans atermoiements. Et les yeux ?

– Ils ont l'air d'être fumés, à droite plus qu'à gauche.

– On est obligé d'énucléer à droite ?

– Oui, mais à gauche ?

J'hésite, il hésite.

– Il vaut mieux l'enlever, ça risque de s'abcéder jusqu'aux méninges.

– On essaie de le garder.

– On essaie.

– Mais il doit être foutu.

– Alors, on l'enlève. S'il suppure, on le perdra.

– C'est con, on le garde.

– D'accord.

– Non.

– Oui.

Une autre voix :

– De toute façon, vous opérez un mort.

– Elle est chiante, n'écoute pas.

– De toute façon, vous opérez un mort.

– Pourquoi dis-tu ça ?

– Il s'est chopé un coup maous sur la gueule. Moi, dans son état, je préférerais crever.

– Ne te déstabilise pas, continue à opérer.

– De toute façon, il sera dans le coma.

– Ce n'est pas grave. Nous opérons un mort, mais nous finirons l'intervention.

Le lendemain, le polytraumatisé tient le choc, mais ne répond à aucun stimulus.

L'autre voix avait-elle raison ?

Pourquoi l'autre voix ? Pourquoi ne pas la nommer ?

Pour ne stigmatiser personne.

Parce qu'elle était de bonne foi.
C'est cela le plus terrible : la bonne foi.
Se méfier de sa bonne foi, on ne nous l'enseigne pas.

Quinze jours plus tard, les tests désespérément négatifs donnent raison aux partisans de l'abandon.

Discrètement : « Que d'énergie perdue, d'argent aussi ! »

Ou accusateur et victorieux : « Bref, on s'est fait chier pour rien. »

Au dix-septième jour, quelques signes encourageants.
Les bavardages reprennent de plus belle :
« Il va vivre, c'est pire encore. »

Contre toute attente, en quelques mois, les jambes, le bras cicatrisèrent, mais bien qu'un œil ait été conservé, il était aveugle.

– C'est sa chance, jugeaient certains, au moins il ne se voit pas, c'est un monstre.

On commença à le réadapter aux gestes de la vie courante. Apprendre à béquiller à un non-voyant tient de la gageure. Il existe des structures pour chaque handicap dans lesquelles l'être redevient presque normal : un unijambiste en rééducation, un fou dans un asile, un diabétique en nutrition. On a l'habitude. Mais le double handicap sonne le glas des dispositifs de réinsertion. Aucune institution n'accepte facilement ces patients durement touchés, ne les accueille avec empathie. On ne tolère que l'infirmité que l'on connaît. Le brûlé unijambiste se transforme en énergumène.

Quand il commença à mieux marcher, une dame membre d'une association de non-voyants nous aida précieusement en le familiarisant patiemment avec le maniement de la canne blanche.

Deux faits remarquables advinrent durant ses hospitalisations destinées à traiter ses séquelles.

Le premier :

– M. X veut vous parler, m'informa la surveillante en milieu d'après-midi au téléphone.

– Il y a un problème ?

– Non, mais il insiste.

– Tout à l'heure.

– C'est ce que je lui ai répondu, mais il semble pressé.

– Je monte dans cinq minutes.

Assis sur son lit, dès qu'il m'entendit entrer, il me lança de but en blanc :

– Maurice, je suis heureux de vivre.

Je redoutais qu'un reproche suive.

Rien. Pas une remarque acerbe, pas une plainte, une critique, une clarification, un doute.

Rien.

« Je suis heureux de vivre. » Pourquoi me le dire, là, maintenant, tout de suite ?

Mystère…

Avait-il été informé du flottement du début, des hésitations, de la teneur des propos de l'autre voix ?

Je ne le crois pas. Par contre, je suis certain qu'un inconscient collectif, celui des soignants du service, lui avait sans doute tout raconté. Alors, il avait souhaité clore l'affaire.

L'histoire fit le tour des soignants, pacifiant les consciences.

X avait décidé de me tutoyer, une marque d'affection, de confiance. Je lui rendais ce « tu » en signe d'attachement réciproque.

Le second fait remarquable :

Ce jour-là, des gloussements insolites ponctuent ma visite. X brandit une bouteille devant lui et clame : « Orangina. »

Dérouté, j'observe autour de moi la compagnie des blouses blanches complices.

– Il voit.

– Il voit ?

– Il voit.

– C'est apparu tout d'un coup. Il a un voile, mais il voit.

Je place différents objets devant lui : aucun doute, il voit.

Adieu, la canne blanche.

X a recouvré une vision suffisante pour marcher et pour être autonome dans la rue.

Je frémis au souvenir de la décision abandonnée de justesse : enlever l'œil restant.

Je n'aurais jamais su.

La médecine est jalonnée de choix dont l'impact reste inconnu.

Résumé :

Le mort était vivant.

Le mort boitait sur ses deux jambes.

Le mort voyait d'un œil.

Le mort était heureux de vivre.

On ne peut pas tout prévoir.

Mon métier

Quand on parle de chirurgie plastique, on pense souvent à la chirurgie esthétique. C'est une partie très intéressante et difficile qu'il ne faut pas sous-estimer, mais le chirurgien plasticien est confronté à tous les problèmes posés par la perte de peau : les brûlures, les escarres, les cancers du sein, du visage... Pour guérir on est obligé de sacrifier de larges surfaces cutanées puis de reconstruire. Le chirurgien fait tourner la peau dans tous les sens, la greffe, la sculpte, la cultive, la transpose.

J'ai la chance de diriger un service de chirurgie plastique, reconstructrice et esthétique et un centre de grands brûlés où l'on traite toutes les populations de patients. Tous les jours, je m'émerveille de mon métier où se conjuguent art, technique, stratégie, écoute, combat. Incroyable ! Pour moi, c'est le plus beau. Je le dis souvent à mes internes en opérant.

L'inconvénient, d'avoir un métier passionnant : aucun espoir de faire autre chose !

Réunion éthique

Ma secrétaire m'interpelle entre deux consultations :

– Françoise vous a appelé. Elle m'a parlé d'une réunion éthique.

Son sourcil droit se lève un peu.

– Une réunion éthique sur quoi ?

– Un patient du centre de brûlés dont elle aimerait vous entretenir. À l'heure qui vous arrange.

Son sourcil s'abaisse.

– Réunion éthique !

Son sourcil remonte.

« Éthique », je déteste cette dénomination pompeuse et creuse. L'expression reste à la mode. « Éthique » et « morale » sont des mots synonymes ou équivalents. Qui plaiderait pour une réunion morale ? Ridicule ! Certaines de nos réunions médicales seraient-elles immorales ?

– Ça va durer combien de temps ?

– Elle m'a dit une demi-heure.

– À dix-sept heures ?

– Oui, à dix-sept heures vous pourrez.

Sourcil en bas.

La journée s'écoule, comme d'habitude, plus vite que prévu.

– Il faut que vous montiez, tout le monde attend.

– Tout le monde ?

Dans la salle, les médecins, la psychologue, la cadre, une infirmière, assis autour de la table, bavardent, des rires contenus s'échappent parfois.

– Bonjour, qu'est-ce qui se passe ?

– Bonjour, nous avons voulu faire une réunion éthique au sujet de M. Fernandez.

– Au staff, nous étions déjà très inquiets.

– Oui, jeudi. M. Fernandez a été hospitalisé il y a une quinzaine de jours. À soixante-dix-sept ans, il vivait seul chez lui et il s'est brûlé les jambes et les pieds en entrant dans un bain trop chaud. Ses artères encrassées ont compliqué l'affaire et il est tombé dans le coma. On se demande si l'on doit continuer les soins.

– D'accord, Françoise, c'est donc cela une réunion éthique, une réunion où l'on discute l'arrêt des soins ? Je vous assure, la réunion de staff de jeudi était éthique aussi. Je vous propose que nous réfléchissions au cas de cet homme sans nommer cette réunion différemment de toutes les autres. Dans ce nom réside déjà la sentence.

Françoise ne renâcle pas. Elle a préparé sérieusement la séance, s'aide d'une feuille où un certain nombre de questions sont posées ; les réponses imposées comportent seulement trois choix : *oui*, *non*, *inutile*, avec une case à cocher.

Nous commençons.

Première question : La qualité de vie antérieure était-elle bonne ?

Oui : croix fatalement précise, appréciation inexorablement floue. Bonne qualité pour qui ? Le patient, la famille, le médecin, les infirmières ? Définissez-moi une bonne qualité de vie !

Sourcil en haut.

Non : croix définitive, arrête-t-on le combat ? Cautionne-t-on la prise en considération de cette notion ? Si la vie de M. Fernandez s'avérait médiocre, peut-être aurait-il fallu abréger son existence avant ? La brûlure, une chance pour M. Fernandez ! Pourquoi ne pas lister les habitants de la terre entière qui vivent dans des conditions détestables : dans les bidonvilles, les zones désertiques, les asiles de vieux, les prisons ? Serait-ce un critère pour moins les soigner ? Une justification ? Une incitation à l'abandon ? Ça décaperait sec.

Pauvre M. Fernandez qui comptait juste prendre un bain !

Les autres questions défilent. Chaque réponse discutable se conclut par une note indiscutable.

Les interactions humaines pernicieuses pèsent à fond dans la balance : enjeux relationnels, hiérarchiques, séduction, imitation, persévération, protection, estime de soi, intimidation et faiblesse du minoritaire, problèmes organisationnels… La jeune assemblée des soignants sans grande expérience s'applique, s'implique, se concentre, fait de son mieux. Le questionnaire devient un référentiel qui tranquillise. Redoutable, un couperet qui tranche net. Une somme implacable de points qui donne l'illusion de la rigueur, du professionnalisme.

Un tour de passe-passe.

Au doute bienveillant se substitue la rigide et absolue certitude.

Nous allions voter. Et alors quoi ? Faut-il obtenir la moyenne ? Et si l'on est juste au-dessous, bénéficie-t-on d'une session de rattrapage ?

Stop.

Le soir, je croise l'équipe témoin de mon désarroi. Elle me rassérène gentiment. Cette attention illustre l'ambiguïté, les paradoxes et les tensions inhérents à ce type de discussion critique. Quelle responsabilité ! On ne peut la diluer, l'esquiver. C'est le quotidien.

Levons un sourcil…

Pas nécessaire

– Oui, Maurice. Ça a recommencé.

– Martine m'a averti.

– C'est le chirurgien qui l'a détecté. Je voyais bien que j'avais de nouveau un truc dans la bouche, mais je croyais que je sentais la cicatrice.

Que lui proposer ? Quel message d'espoir lui transmettre ?

– Mais heureusement, il m'a dit qu'il n'était pas nécessaire de me réopérer.

« Pas nécessaire » veut dire « pas possible ». Il n'en a pas saisi le sens. Verdict sans appel.

– Passe au service.

– Ce n'est pas la peine, c'est calé, on va me faire de la radiothérapie.

S'accrocher aux branches.

– Bon, c'est très bien, il faut y aller, mais passe quand même me voir.

– Si tu veux.

Et j'ajoute, pourtant Jean-Michel ne me demande rien :

– Surtout, ne regrette pas l'intervention maximaliste, avec l'autre option la récidive aurait été terrible, pas de remords.

Je doute que mon argument le convainque. Sûr que non. C'est moi que je persuade…

Quelle saloperie, ce cancer !

Durant les mois suivants, Jean-Michel ne se montre pas, il ne veut pas. J'ignore tout de cette période. Je l'ai occultée, je ne savais pas quoi lui dire.

La maladie évolue. Il respecte scrupuleusement le protocole.

Rien ne marche.

Son état se dégrade à toute allure.

Très entouré par ses filles, terré chez lui, il a dû comprendre…

Il n'y a qu'une issue, la seule, l'issue fatale.

Je n'ose pas appeler… Pour dire quoi ? Lui proposer quoi ?

En matière de pathologie grave, il est très difficile d'être des deux côtés de la barrière. L'ami ne sait pas et réconforte, le médecin sait, soigne et soulage ; quand on se trouve être les deux à la fois, ça devient trop compliqué et, sans de solides dons d'acteur, mentir mène à la catastrophe.

VI.

Chez lui

Je ne sais plus s'il m'a appelé ou si j'ai pris mon courage à deux mains.

Je l'examine maintenant chaque semaine.

Ma sœur n'arrête pas de me dire que ça court.

Ça fuse ! Décuplement hallucinant ! La pourriture vorace grignote Jean-Michel un peu plus chaque jour. Elle a transpercé la joue.

– Jean-Michel, veux-tu que je t'hospitalise ?

– Non, je suis mieux chez moi. Ne t'inquiète pas.

Cette saloperie progresse à la vitesse grand V, je n'ai jamais vu ça. Il commence à avoir du mal à parler, à avaler.

L'immondice boursouflée et suintante s'étend jusqu'aux lèvres.

C'est l'impasse, plus de radiothérapie, pas de chimiothérapie, plus de chirurgie.

Comment respire-t-il ? Manger est une galère, communiquer, le bagne.

– Je vais te faire une trachéotomie, tu ne peux pas rester comme ça.

À cette époque, Jean-Michel ne m'avait pas encore demandé de le tuer.

Trachéo

La trachéo a soulagé momentanément la souffrance.
Il rentra chez lui dès la cicatrisation achevée.
En restant chez lui, il conjurait le sort.
Il combattait.
Insupportable !
Mais pour qui ?
Pour moi ? Pour lui ? Pour ses filles ? Ses amis ?
Lui supportait…
La trachéo entravait la parole.
Il s'organisa.
Jean-Michel venait une fois par semaine à ma consultation. Un matin, il arriva muni d'une tablette magique ! Qui lui avait conseillé ça ?

– Jean-Michel, veux-tu que je t'hospitalise ?

À la question maintes fois posée, il répondait par un systématique et catégorique refus.
Puis un jour je lus : OK.
Demeurer chez lui n'était plus tenable.
Ce bon sens m'affligea.
Il capitulait.

Hospitalisation

Il avait accepté d'être hospitalisé dans mon service.

J'avais tout fait pour ne pas être en première ligne, juste un conseiller. Je pensais que c'était mieux pour lui. C'était plus facile de raisonner ainsi, plus facile que de m'avouer que je n'aurais pas supporté de lui arracher la moitié de la gueule.

Jean-Michel avait compris. Il était resté dans sa maison sans jamais rien demander. Formidable empathie inversée du patient envers son médecin… Envers son ami.

La cruelle tumeur ne l'entendait pas de cette manière. Contre notre volonté, elle nous rapprochait, balayait la distance thérapeutique, m'imposait l'action.

En l'hospitalisant, je rompais le fil de la conduite que je m'étais fixée. Il était chez lui, il entrait chez moi.

Jeux

Quand il en avait la force, Jean-Michel jouait aux cartes avec ses filles.

Les jeux empêchent l'esprit de dériver vers l'angoisse. Ils rétrécissent le monde à leur logique. Dans la bulle, comme dans l'œuf, une douce sérénité règne, où « dehors » n'a pas droit de cité.

Les jeux font passer le temps.

Curieuse expression, « passer le temps ». Surtout quand il en reste si peu !

À quoi sert-il de tenter d'allonger la vie de celui qui se tue à la passer ?

Ne vaut-il pas mieux tout stopper ?

La vérité est que « passer le temps » n'est pas l'arrêter.

On passe son temps à passer le temps.

Et on aime ça.

Regarder un film, lire une histoire, reconstituer un puzzle, pratiquer un sport, travailler…

Aveuglé par l'horreur, je n'ai compris ni le sens ni

l'importance de ces moments privilégiés pour Jean-Michel.

Je n'ai pas compris qu'il fallait bien un prétexte futile pour qu'ils soient ensemble.

Ses filles

Horrifiante tumeur ! Anémique, épuisé, rongé, consumé, il n'avait plus la force de se lever, de se soulever. Une épouvantable escarre sacrée s'était développée et lui tronquait les deux fesses. Je décidai de lui passer du sang, et la transfusion le ressuscita. Momentanément !

Grâce à son don d'attirer la sympathie, même dans ces terribles circonstances, loin d'exciter, de susciter la pitié, Jean-Michel inspirait l'affection. Chacun lui apportait son soutien, kinés, aides-soignants, infirmiers, secrétaires, médecins. Tout le service respirait à son rythme.

Je le visitais deux à trois fois par jour. Quand j'entrais dans sa chambre à l'improviste, j'étais souvent frappé de surprendre un visiteur qui riait – lui ne pouvait plus rire – aux blagues qu'il racontait sur sa tablette. Ses filles fidèles, calmes, vigilantes, affectueuses, s'esclaffaient aussi.

Je les connaissais mal. Elles devaient avoir dix-sept ans. Avec l'habitude, je pus différencier les jumelles. Je les rencontrais d'abord par hasard au café en face de l'hôpital où je déjeunais. Puis nous avons fini par nous retrouver tous les jours sans jamais nous être concertés – je crois qu'elles me guettaient.

Ce rendez-vous quotidien sonnait comme des retrouvailles. Durant les journées ensoleillées de fin de printemps, nous nous mettions dans le fond du bistrot derrière la console de jeux électroniques sur laquelle le patron faisait partie sur partie pour « passer le temps ». Aux bribes de nos conversations, il avait compris le drame qui se déroulait et quand les deux jeunes filles pourtant joyeuses arrivaient, par décence, il arrêtait de jouer.

Nous parlions de n'importe quoi, puis subrepticement elles demandaient des nouvelles de leur père, la seule chose qui comptait. Elles me confiaient autant d'informations sur lui que je leur en fournissais, de sorte que nous nous apaisions mutuellement.

J'avalais une omelette ou une salade, la plupart du temps elles ne mangeaient pas. Encore un mot sur leur père…

Puis nous parvenions à partir.

Elles l'ont embrassé sur la bouche

La fin de Jean-Michel est gaie. Je ne sais pas si le mot est approprié. Je ne sais pas si l'image est fabriquée pour me rassurer.

La mort pue, souvent, au sens propre : ça puait. Mais il y a eu des rires. C'était gai. Pas gai du tout. Gai et pas gai. Les deux à la fois. Je m'en fous.

Alors oui, à l'évidence, un grand moment d'amour. C'est bateau ! Riez ou faites la moue. Je m'en fous.

C'est vrai. L'amour, il en a eu. Partout, tout le temps.

De ses copains, de sa famille.

Plus que je n'aurais supposé, bien plus.

Son milieu habitué aux pacotilles et aux paillettes, ces filles sophistiquées, ces mecs bien fringués, qu'on aurait taxés hâtivement de frivoles ou de légers, avaient un cœur immense. Devant l'intenable, ils ont tenu, devant l'irrespirable, ils ont respiré, devant le détestable, ils ont aimé. Ils sont venus, nombreux. Et ils l'ont regardé, senti, enlacé, bisé, étreint.

Malgré ce visage mité, Jean-Michel n'avait pas perdu son charme.

Jamais une plainte. Jamais.

Il n'avait plus de bouche et elles l'ont embrassé sur la bouche.

Récursivité

Le soir, tard, je passe voir Jean-Michel avant de partir.
L'après-midi, je déjeune avec ses filles.
Passage le soir dans sa chambre.
Déjeuner avec ses filles.
Passage le soir dans sa chambre.
Déjeuner avec ses filles.
Passage le soir dans sa chambre.
Déjeuner avec ses filles.
Passage le soir dans sa chambre.
Déjeuner avec ses filles.
Passage le soir dans sa chambre…

On verra bien demain.

Rémission

– Je m'angoisse.
– Pourquoi ?
– Parce qu'on m'a dit que j'étais en sursis.
– Sursis de quoi ?
– De la mort. De la vie aussi. Je ne comprends pas.
– C'est normal, vous n'êtes pas malade. De la mort et de la vie. Un peu des deux.
– Ah, c'est ça, la survie.

Pour le patient, c'est toujours 100 %.

10 % de mortalité c'est 100 % mort, ou 100 % en vie.

L'existence n'est ni une addition ni une soustraction, une fraction ou un pourcentage.

– Vous êtes en rémission.
– Crachez.
– Vous êtes guéri.

Rémission de mes deux…

On doit paraît-il être précis quitte à donner la nausée pour assener la vérité, la fausse vérité : la statistique !

Allez vous faire foutre !

– Ne vous tracassez pas, vous êtes en rémission et vous crèverez d'autre chose.

Tous les médecins ont observé des cancers graves qui tournaient bien, on ne sait pas pourquoi (malheureusement le contraire se produit aussi sans l'ombre d'un avertissement). Il n'existe pas de cas de cancer dit dépassé qui n'a pas guéri au moins une fois, sans que l'on n'y comprenne rien. L'explication unique est toujours fausse. Les mathématiques ne sont pas la vie.

Et souvent la vie ne dure pas assez longtemps pour mourir de sa maladie.

Qu'est-ce qu'on fait ?

Quand je pénètre dans sa chambre, il prend sa tablette et m'écrit en lettres majuscules, lentement un Q, un U, un E, un S, un T, puis un C, un E, puis un Q, puis un U, une apostrophe, un O, un N puis un F, un A, un I et un T.

Le point d'interrogation termine la phrase.

Putain de point d'interrogation !

Je ne moufte pas.

Cloué sur place.

« Qu'est-ce qu'ON fait ? »

« ON » !

Il m'a phagocyté.

« Qu'est-ce qu'ON fait ? »

Désir du médecin ou désir du malade, l'un influence l'autre et vice versa. Les deux ne font qu'un. C'est la relation médecin-malade. Inexplicable. Sommes-nous capables d'assumer des choix communs ? Même si l'on prend des risques, même si on se trompe ? Le médecin doit résister, car, en luttant, il encourage son patient.

Et sa détermination compte tant dans sa guérison.

« QU'EST-CE QU'ON FAIT ? »

Que lui répondre : « Jean-Michel, c'est trop moche, il faut te tuer. Veux-tu mourir ? Après tout, tu passes le temps ! »

Je cherchais des réponses. Je n'en détenais aucune. Chaque fois que je concédais mon impuissance, je voyais son œil gris – celui qui lui restait – s'assombrir. Quand je reprenais espoir, il me le rendait par l'éclat qui nimbait son corps entier.

Et je l'encourageais. Et il m'encourageait. Et je l'encourageais…

– ON va y arriver.

Qui l'avait dit ? Lui ou moi ?

Peu importe.

– Allez, on y retourne.

Trouver l'issue.

Abattu, mais têtu.

Recommencer, y croire. Demander aux collègues de réfléchir. Chercher sans cesse, élaborer des schémas, des plans, consulter des livres.

Concevoir le remède.

Certains soirs, je pensais avoir la clef, je m'endormais… et rêvais de porter l'estocade.

« On verra bien demain. »

Les combats

Il faut mener tous les combats.
Et un jour, on perd…
Parfois, le dernier combat est le premier.

À cet âge-là

Une femme de quatre-vingt-deux ans souffre d'une pneumopathie bilatérale cognée.

Le médecin, stéthoscope autour du cou, hésite, pressé par la famille qui demande d'agir :

– Il s'agit de juger s'il faut l'intuber ?

L'intuber, c'est entrer en réanimation, mais c'est la seule chance pour la vieille dame de s'en sortir.

Lui envoie :

– On ne les prend pas, d'habitude, à cet âge-là.

Seize heures

J'entre dans sa chambre.
Il est seize heures.
Sa femme et un ami me saluent.
Il me dit avoir bien dormi.
Ça a l'air d'aller.

0 h 02 : dormir…

J'entre dans sa chambre.

À vingt-deux heures, je suis passé mais je ne l'ai pas dérangé. Il était ensommeillé dans son fauteuil, une bouée pour lui soutenir la tête, une autre sous ses fesses. À dix-huit heures, l'infirmière m'a raconté qu'il a demandé à un ami de le laisser pour se reposer. Il a dormi jusqu'à vingt et une heures. Elle n'a pas pu lui apporter à manger.

Minuit deux, il est debout.

– Ça va ?

– Ça va.

Il m'a échappé, ce « ça va » de merde qu'on prononce sans réfléchir.

Débile !

– Pourquoi es-tu debout ?

– Comme ça. Tu sais, je ne suis pas fatigué.

Il ment. Il ment tout le temps. Il ment pour nous faire plaisir.

Il tournait en rond. À quoi pensait-il ?
Dormir si proche de la mort…
Il tournait pour soulager ses fesses.

Je reste encore un peu.
Il me fait signe de partir.
Il m'écrit.
On verra bien demain.

Rouge baiser

Ses deux filles dans la chambre.

Encore une fois, ils jouent aux cartes.

Je l'examine.

– Il faut que je change ta canule de trachéo. Mais qu'est-ce que tu as sur la joue ? Fais voir.

Il tend sa seule joue indemne.

– Qu'est-ce que c'est ?

Je frotte.

Ouf ! C'est une marque de rouge à lèvres.

– C'est vous qui vous fardez, les filles ?

Leurs lèvres ne sont pas peintes.

Tout le monde rit.

Julien : faites-le vous-même

Au centre des grands brûlés, mardi matin : les anesthésistes, les chirurgiens, les infirmières, les aides-soignants assistent au staff en déjeunant, une pile de dossiers sur la table, quelques croissants et du café. La surveillante nous tend le premier dossier.

Mme D.

Julien, nerveux, sortant de garde, s'empare de la parole. Il semble y tenir :

– Mme D. s'est brûlée chez elle. Très vieille. Elle est tombée et s'est renversé de l'eau chaude, provoquant une brûlure de 10 %. La greffe a pris à 80 %, mais il existe une petite zone non cicatrisée sur le ventre. L'infection pulmonaire n'a pu être évitée, car découverte longtemps après son accident, elle est arrivée dans un état déplorable dans le service. On a dû la mettre sous machine. Actuellement, elle reste intubée, mais respire spontanément. Vous comprenez, la famille ne veut plus que je la réanime, mais je n'ai plus à la réanimer, elle va bien ! Ils râlent parce que cela fait un mois qu'elle est ici. Je suis harcelé, l'équipe est harcelée.

– Qui est la famille ?

– Un fils qui n'arrête pas de venir me voir. J'en ai marre ! Je lui ai conseillé de vous contacter, mais il ne veut pas. Il me demande de la tuer ! Moi ! Je ne peux pas, elle est en train de guérir ! Je lui dis : « C'est votre maman, entrez dans la chambre et faites-le vous-même. » Il me répond : « Ce n'est pas à moi de le faire. »

– Y a-t-il d'autres personnes dans la famille ?

– Un deuxième fils, mais il veut qu'on arrête aussi !

– Qu'est-ce que tu en penses ?

– Je ne veux pas.

Une discussion vive s'engage. Cette femme vivait dans son appartement, elle sortait se promener. Les avis divergent. Les points de vue sur les fils sont plus ou moins indulgents.

Quelle est la vraie raison de cette demande des enfants ? On peut désirer la mort par amour, charité, intérêt, désintérêt. Peut-être un problème d'héritage ? Allez savoir ! Qu'importe. On soigne.

La concertation s'achève et l'on aborde le second dossier : alcool, cirrhose, pneumothorax, diabète, infarctus. Pas de famille.

Tout le monde se regarde : si la brèche avait été ouverte pour la première patiente, il aurait fallu arrêter pour celle-là. Elle l'a échappé belle ! À quoi ça tient ?

Je veux…

Samedi matin, le menton de Jean-Michel brillait : le cancer envahissait-il l'autre côté ? Si c'est le cas, plus de solution. Foutu !

J'amorce une conversation où je n'ai rien à lui dire de particulier, juste que je suis là.

Éprouvant pour moi, je n'ose imaginer pour lui. En bouchant sa trachéo, il arrive à émettre des sons que je décrypte tant bien que mal. Quand je n'y arrive pas, il prend sa tablette, son écriture chevrotant comme son résidu de voix. À vrai dire, j'ai autant de mal à comprendre ce qu'il tente de dire qu'à le déchiffrer, ce qui m'oblige à lui demander de réécrire en majuscules. Maintenant, il inscrit spontanément les mots cruciaux en capitales comme s'il haussait le ton ou s'il articulait.

Un J, un E, un V, un E, un U, un X, un M, un O, un U, un R, un I, un R.

Je lis, relis.

Pas de doute.

Les paroles s'envolent, le texte reste, sans échappatoire.

Mes yeux fixent la terrible phrase :

JE VEUX MOURIR.

Vite une réponse ?

Saugrenu de faire comme si tout allait pour le mieux, absurde de prévoir une embellie, cruel de ne rien dire.

Vite quelque chose ?

Les trois mots sur la tablette !

Vite ?

– Jean-Michel, je peux t'opérer.

Ma réplique incertaine jaillit d'une seule traite ; nécessité oblige. L'opportunité d'une intervention germe dans ma tête depuis quelques jours. J'essaie de la mettre au point. Quand j'y réfléchis, j'y crois. J'aurais préféré attendre d'être prêt pour lui en parler, mais sa demande m'a désarçonné. Je lui ai lâché le morceau.

L'opération consiste à lui virer la moitié de la face, œil compris, en s'enfonçant jusqu'à la base du crâne, puis à combler le gros trou par un lambeau de peau du dos transféré par microchirurgie.

– Jean-Michel, l'intervention durera longtemps. Ça se gère. Tu risques de ne pas te réveiller, on rase le cerveau. Et tu seras complètement défiguré (il l'est déjà).

Il dessine lentement les majuscules.

Que va-t-il me balancer ?

Les lettres sont à l'envers. J'attends qu'il retourne la tablette :

JE NE VEUX PAS.

Tout en tenant sa main droite près de l'avant-bras gauche, il écarte l'index et le majeur en V, place le pouce derrière, recroqueville les deux derniers doigts. Puis il rapproche le pouce du V simulant l'enfoncement du piston dans la seringue. Il reproduit le mouvement à plusieurs reprises, mimant la piqûre létale intraveineuse.

Jackpot, il annonce aussi qu'il arrête de bouffer.

Mais il mange si peu.

Est-il sincère ?

Peut-être ?

Peut-être faudrait-il lui donner cette seringue ?

Peut-être devrais-je moi-même lui planter l'aiguille et injecter ?

Ou que je l'aide ?

Au secours !

Que lui dire ?

Que sortir, se promener lui changerait les idées !

Ridicule, j'ose le lui dire.

J'ajoute que je voudrais lui organiser un repas au restaurant avec ses amis.

Lamentable, j'ai omis qu'il ne pouvait plus s'alimenter, qu'il ne dépasse plus le palier.

Ouf ! Il hoche la tête.

– À cet après-midi, Jean-Michel.

Je m'enfuis doucement.

Environ une heure plus tard, je découvre Jean-Michel dans le hall, assis devant l'aquarium avec un copain. Je le surprends pour la première fois hors de sa chambre. Il me défie d'un sourire moqueur, de sa bouche déformée, rongée.

Je t'ai bien eu, semble-t-il me narguer.

Oublie.

C'était pour de rire.

Caresse-moi

– Salut, Fred, que se passe-t-il ?

– Tu vas voir une vieille dame qui a un Alzheimer. C'est dur, il faut amputer. Elle arrivera dans l'après-midi. J'ai commandé une ambulance.

Plus tard, dans la salle d'examen, une femme allongée au visage doux, presque angélique.

– Bonjour.

Pas de réponse.

L'infirmière a enlevé le bandage. Je lui soulève la jambe, l'escarre talonnière noirâtre touche le calcanéum. Elle hurle. A-t-elle vraiment mal ? Je n'ai fait aucune manœuvre douloureuse. Je la repose immédiatement, les cris cessent.

Le sang ne parvient plus à son pied, les pouls de la cheville ne sont pas perçus.

C'est râpé.

M'adressant à l'infirmière :

– Il faut amputer.

Silence.

M'adressant à la vieille dame sans espérer de réaction :

– Il va falloir vous amputer.

– Plutôt mourir.

La sentence claque, immédiate, péremptoire.

– Il n'en est pas question.

Ses yeux clairs pétillent.

– Une caresse, poursuit-elle.

Giflé, groggy : « Eh, tu croyais décider sans moi à cause de mon âge ou de ma maladie, tu croyais avoir tous les droits. Eh bien non. » Et elle répète, espiègle :

– Une caresse, c'est mieux.

L'infirmière est prise d'un fou rire.

Contraint, je donne des contre-instructions :

– On curette l'ulcère, on n'ampute pas.

L'infirmière glousse.

– On ne vous ampute pas, madame.

L'infirmière ne peut plus se retenir.

J'éclate de rire.

Une lettre à Fred, son médecin traitant :

Cher Fred,

Elle aura un pansement tous les jours à domicile et je la reverrai dans trois semaines. Je pense qu'il faut respecter la volonté de la patiente de ne pas être amputée, même si la plaie ne peut pas cicatriser...

Pour une caresse...

Actif ou passif

Euthanasie active, euthanasie passive.

Doit-on les différencier ? Ne serait-ce qu'une question d'habillage, un travestissement ?

Abandonner un accidenté au bord de la route ne constitue-t-il pas un délit de non-assistance à personne en danger ?

L'euthanasie passive, c'est être activement passif : ne rien faire, un consentement léthargique, apathique, amorphe, nonchalant. Cela procède néanmoins d'une intention, d'une pensée en action. Ce n'est pas parce que l'on ne bouge pas qu'il n'y a pas de choix, de décision, de conduite, d'entreprise.

« C'est l'évolution », « C'est naturel », autant d'affirmations illégitimes. Cela irait de soi ? Ce serait évident ? Bien sûr que non. Trop facile.

Euthanasie, définition : *Action de provoquer la mort. Ensemble des méthodes utilisées pour hâter la mort d'un malade incurable qui souffre inutilement ou qui est en état d'agonie depuis déjà un long moment, ou pour tout autre motif d'ordre éthique.*

Analysons.

Provoquer la mort : synonyme de tuer.

Incurable : c'est à partir de quand ? Le cancer devient de plus en plus une maladie chronique dont on ne guérit pas, mais avec laquelle on vit.

Inutilement : y a-t-il de la souffrance utile ?

Agonie depuis un long moment : toujours la même chose, combien de temps ? Deux heures, deux jours, deux mois, deux ans ?

Ou tout autre motif de nature éthique : fin de phrase édifiante, boucle bouclée, avec le mot « éthique », tout est permis.

Édulcorer le mot « tuer » n'a pas de sens.

Ce n'est pas le mot qu'il faut adoucir, c'est la mort. Ou la repousser. Qu'on soit d'accord ou pas, la question pour le médecin ne se pose qu'ainsi.

On invente des formules pour supporter l'insupportable.

L'euthanasie passive est une hypocrisie flagrante.

La médecine, par définition, lutte contre le naturel. Sinon, on ne nous vaccinerait pas, on ne nous donnerait pas d'antibiotiques, on ne nous transfuserait pas, on ne réanimerait personne. On mourrait tous à trente ans (et encore), dont la moitié en suites de couches.

Les terminologies sibyllines nous autorisent à transgresser en toute ignorance. La transgression, souvent salutaire en science, doit être voulue, réfléchie, décidée. Rien de pire que de passer la limite sans en être conscient.

Combien d'euthanasiés ratés cultivent, heureux, leur jardin ?

Combien de temps ?

C'est ce moment de vie que je raconte, que je verse au dossier.

Ce moment de vie pour lui, ce moment de vie pour moi.

On verra bien demain.

Rentre chez toi

La tumeur a pratiquement dévoré les trois quarts de la face. Et pourtant. Il sourit.

Souvent, on parle des défigurés comme d'êtres sans visage !

Quelle ineptie !

Ces mots, quand ils les entendent, que doivent-ils en penser ?

Les défigurés ont un visage que nous ne comprenons pas par manque de courage, par manque d'amour, par idiotie, par bêtise, par méchanceté, par ignorance.

Son sourire, c'est sa manière de dire que je peux partir, quitter sa chambre.

« Maurice. Rentre chez toi. Va te reposer. »

On verra bien demain.

Ailleurs

Je pars, je pars, je pars.
Je suis parti.

Ailleurs.
Te rejoindre.
Tes mains, tes seins, le bord de tes lèvres ?
On ne sait pas quand on part.
On ne sait pas où on va mais on y va quand même.
Je veux me perdre.
Avec toi !

L'imagination merdeuse

Mme Y., que j'ai opérée il y a plusieurs années, me confie les péripéties de sa fille psychotique de vingt-trois ans :

– Après trois jours à Saint-Antoine où elle a testé tous les médicaments, subi tous les électrochocs, pas un jour qu'elle est rentrée qu'elle a déjà envie d'y retourner. Je lui dis : « Ma chérie, attends un peu, on va y arriver. » Elle est jolie comme un cœur. Que voulez-vous, elle a une imagination débordante, mais son imagination ne produit que des merdes.

Mme Y. pleure.

– Et quand elle souffre trop, elle me demande de la tuer.

Faire l'amour

J'avais réparé les paupières de Mme F. avec une greffe, tout un binz pour une amélioration partielle ! Médecin, toute dans la morale et le devoir, elle avait décidé – ça ne lui ressemblait pas – de faire un lifting du visage et des paupières et, bien que me connaissant de longue date, elle ne m'en avait rien dit. Mais on l'avait ratée, ce qu'elle avait interprété comme une punition du ciel.

Libérée, sans tabous, vivant à contre-courant des us et des coutumes, racontant sans honte ses frasques, fredaines, histoires avec ou sans sentiment, fondamentalement gentille, serviable, attentionnée, dévouée, sa fille, qui était aussi ma patiente, avait pris le contre-pied. Pas de devoir, pas de limites.

Ce jour-là, sous un prétexte médical, elle était venue m'annoncer la mort de sa mère. En l'écoutant, je compris que différemment, l'une par l'ascèse, l'autre par le cul, elles partageaient la même personnalité.

– Elle est morte comme une sainte. Elle était très pieuse. Moi, je n'ai pas cette vision de la transcendance, mais je crois à quelque chose de supérieur.

Elle me décrivit l'agonie de sept mois.

– Après avoir résisté quelque temps, elle s'est laissé convaincre de prendre des antidépresseurs.

– Et après ?

– On a beaucoup parlé, ce fut une période féconde.

– Et pour votre mère, est-ce que cela a été important ?

– Elle m'a dit que oui.

Puis elle narra sa vie actuelle, ses amours entre un homme à Paris et une femme en Afrique du Sud. Elle avait rompu avec lui après le décès.

– Pendant la maladie de maman, c'était terrible, j'étais entre Éros et Thanatos. Je gardais ma mère et, le reste du temps, je faisais l'amour.

Sylvie

Sylvie est incroyable. Dans les emmerdes depuis toujours, elle n'a jamais dérogé à sa déconcertante gaieté et à son déroutant optimisme.

Il serait faux d'affirmer que les événements n'ont pas de prise sur elle, non, elle les traverse comme des épisodes imparables de vie, et si elle peut être énervée ou désabusée dans certaines situations, elle ne ressent pas d'angoisse.

Si j'entreprends l'inventaire invraisemblable de ses déboires (le mot est faible), je suis sûr d'en oublier : affection auto-immune, asthme, cancer du sein, ganglion dans l'aisselle, infarctus, maladie des plaquettes, lancements insupportables de la jambe, ruinée, mari mort dans ses bras.

Secrétaire dans le service, elle bossait même quand elle en bavait. Boiterie, douleur, fatigue ne la décourageaient pas :

– Reste chez toi.

– Ça me fait du bien de venir.

– Rentre.

– Non, non, il faut que je finisse ces dossiers.

Il y a quelques mois, elle s'est mise à tousser.

Cancer du poumon.

On lui enlève le poumon.

Dans les suites : embolie pulmonaire, coma, réanimation, trachéotomie.

On la considère comme morte.

Les fameuses statistiques ne laissent aucune chance : 0, 0000… autant dire : rien.

Sylvie s'en sort, un ovni, indestructible.

Et si elle ne revient plus travailler, elle continue à raconter à distance ses édifiantes péripéties médicales.

Comme elle n'a pas arrêté de fumer, un médecin balourd ou méchant lui a balancé un jour : « Vous avez un pied dans la tombe et vous la creusez encore. »

– Tu dis ça à tes patients toi ? Je me suis dit : il n'est pas net. Imagine ? Il me sort ça et en rentrant je fonce sur un arbre. Je me suis dit : ce n'est pas possible ma petite, il ne t'a pas dit ça. Eh oui, il me l'a dit.

Elle éclate de rire.

– Un soir, je ne respirais plus, j'avais pris ma Ventoline, ça ne passait pas. J'appelle un docteur du centre de régul. « Vous n'avez pas l'air essoufflée, rappelez demain » qu'il me répond ! « Vous n'avez pas compris, demain je serai morte. » C'était un hémopneumothorax ! Ils m'ont évacué le sang dans la plèvre. Ça a tout de suite été mieux... Bon, je voudrais effacer mes rides par l'acide hyaluronique. C'est l'occasion, je monte à Paris la semaine prochaine. Je ne dors pas chez Corinne (sa copine), car avec les bouteilles d'oxygène, c'est compliqué. Tu sais maintenant, j'habite dans un bled.

– Tu vois des gens ?

– Je vois des gens. Il y a une dame qui me connaît depuis que je suis petite. Quels sont les risques de granulome avec l'acide hyaluronique ?

– On en parlera.

(La coquetterie...)

– Je te trouve en forme.

– Oui, je suis en forme. Les médecins de la réanimation ont été géniaux. Je n'ai vraiment pas à me plaindre. Mon petit-fils va avoir trois ans. Je ne m'ennuie pas.

– Tant mieux

– Après le coma, je me traînais. Du lit au mur de ma chambre, c'était le bout du monde. Attends, le coma, c'est bien ! Tu rencontres des personnes décédées depuis plus de vingt ans, mais pas de tunnel, pas de truc comme ça. J'ai rêvé que j'étais avec ma mère sur un bateau. Le réveil, par contre, c'est le cauchemar, t'es complètement désorienté, j'étais attachée. Je me suis fait une tendinite au pouce.

Acide hyaluronique

Mme Z., quatre-vingts ans, a cicatrisé d'un ulcère de jambe capricieux ; la peau est maintenant parfaite.

Elle s'est débrouillée auprès de ma secrétaire pour obtenir une consultation en urgence.

– Qu'avez-vous, madame Z. ?

– Ma plaie est gonflée et elle me fait encore mal.

– Madame Z., je vous le répète : tout va bien, mais les douleurs s'estompent en quelques mois.

– Et le soleil, à la plage ?

– Évitez, mais ne vous tracassez pas.

– Merci, docteur, depuis la mort de mon mari, c'est difficile, je m'inquiète pour tout. Mes enfants m'aident bien. Dites-moi, docteur, que pensez-vous de l'acide hyaluronique pour mes rides ?

– Vous verrez après les vacances, madame Z. Pour l'instant, reposez-vous.

– D'accord, après les vacances. D'ailleurs, il faudra que je vous demande quelque chose.

Elle prend un air énigmatique.

– Ah oui, quoi ?
– Non, je vous dirai.
– Dites-moi ?
– Je vous demanderai de m'aider un peu.
– De vous aider à quoi ?
– Ben… *d'en finir.*
– *D'en finir* ?
– Oui, *d'en finir*, docteur. J'en ai marre, ça suffit.

La dent

– J'ai mal.

– Où ?

Avec son index il pointe une dent qui pénètre dans la gencive du maxillaire chaque fois qu'il contracte son moignon de mandibule. C'est insupportable.

– Je vais te l'enlever. De toute façon, elle ne sert à rien.

Au bloc, je l'opère sous anesthésie générale, pas question de faire une locale dans le bordel de sa bouche. Je saisis la molaire entre deux pinces. Je tire. Elle vient sans difficulté. Elle ne tenait presque plus. Je vérifie qu'un morceau de racine n'est pas resté à l'intérieur.

L'intervention a été courte, trois minutes.

On le réveille sur-le-champ. Je lui dis que ça s'est bien passé. Il ne peut me répondre.

22 h 32

J'entre dans sa chambre.

Il est 22 h 32.

Je croyais le découvrir affalé après l'anesthésie.

Il me manifeste sa joie.

Je réalise qu'il devait beaucoup souffrir de cette dent, qu'il s'est contenu longtemps. Miné par la douleur, il avait perdu cette vivacité aimable, ce pétillement étonnant.

Toujours ce putain de désir de n'emmerder personne !

Combien en avais-tu, de maux secrets, de malaises inavoués, de troubles, de faiblesses ? Combien en as-tu caché pour ne pas nous déranger ? Ne pas enquiquiner les autres ?

Aujourd'hui, pas d'idées noires, pas d'interrogation difficile.

Il est soulagé.

C'est comme si on vous tapait sur la main doucement avec un marteau depuis des semaines. Votre bourreau arrête subitement et vous assure qu'il ne recommencera pas. Normal, vous êtes délivré, pas d'un plus, mais d'un moins.

Calme, il passera la nuit tranquille.

On verra bien demain.

Le syndrome du cow-boy

Connaissez-vous des cow-boys ?

On en connaît tous.

Des frimeurs, des « qui s'y croient », qui se la pètent. Il y en a partout. Il y en a même qui réussissent médecine, qui sont médecins.

– Moi, j'arrête les soins de ce patient, tu comprends, ce n'est plus possible (sous-entendu : Moi, j'ai eu ce courage).

Fier, il s'estime courageux, s'espère admiré de tous.

– Je l'ai fait, c'était dur.

Appelez cela syndrome du cow-boy ou syndrome du héros, c'est pareil.

22 h 28

Je passe dans sa chambre.
22 h 28.
On ne se dit rien.
Et puis il me fait le signe du piston.
Quelques secondes puis il me montre la tablette. La phrase y est déjà inscrite comme une blague.
On verra bien demain.
Tu peux rentrer.

Jéjunostomie

– Tu sais, il ne mange plus, il met deux heures à avaler un yaourt.

– Il faudrait lui faire une jéjunostomie.

(On place un minuscule tube dans l'intestin à travers la peau pour passer des mixtures nutritives.)

– Ça lui éviterait les fausses routes en plus. Il s'étrangle à chaque lampée. Pourrais-tu t'en occuper ?

– Je verrai demain, aujourd'hui je suis complètement booké, répond mon collègue de chirurgie digestive.

Le lendemain, dans la matinée – il vient de l'examiner –, nous tenons conseil dans le couloir.

– Qu'est-ce que tu proposes ?

– Ton copain va mourir. La jéjuno est inutile. Laisse-le mourir de faim, c'est le mieux qui puisse lui arriver.

Autre discours

Autre discours avec les gastro-entérologues :

– Le pauvre type, évidemment, il faut lui faire cette jéjuno. Par fibroscopie, ça dure une minute.

– Merci.

– Il sera très soulagé, on lui évitera les fausses routes et il va regrossir. Ce n'est pas possible de laisser ce mec comme ça.

23 h 02

J'entre dans sa chambre.

Il est 23 h 02.

Un tube d'un diamètre ne dépassant pas deux millimètres transperce son ventre, fixé par un fil bleu noué tout autour.

Il lève le pouce pour me dire que tout s'est déroulé sans anicroche ou que tout va bien. Ce n'est pas la même chose, mais on décode les signaux selon son humeur.

J'avais envie qu'il me fasse du bien ce soir-là.

Je décidai que Jean-Michel allait mieux.

« On verra bien demain. »

Il faut

Je n'ai pas dormi de la nuit.

Ce n'est pas possible, il faut lui proposer quelque chose. Et cette intervention qui m'obsède. Trop dangereuse. Mais on n'a pas le choix. Il faut que je lui en reparle, que je lui mette le contrat entre les mains. Au moins, on aura tenté quelque chose. Il faudra convaincre les anesthésistes, il a tellement maigri.

Et ses filles, il faudra que je leur annonce. Comment le prendront-elles ? Elles comprendront.

Il y a encore quelques détails techniques qui clochent. Il faut que j'en discute. Je décide d'appeler mon collègue, professeur d'ORL. Je sais que ce n'est pas un dégonflé. J'ai confiance en lui. Au téléphone, je lui explique la situation. Il me suggère quelques aménagements judicieux. Il est partant. Ça ne m'étonne pas de lui. On ne sera pas trop de deux.

23 h 05

J'entre dans la chambre.

Vingt-trois heures cinq.

Jean-Michel, tu as réfléchi pour l'intervention ?

Peut-être, m'écrit-il.

Je n'ai jamais joué aux cartes avec lui.

Rentre chez toi.

Je n'obtempère pas. J'attends le signal, nos quatre mots.

J'attends qu'il me le dise.

Ça y est.

On verra bien demain.

Je pars.

VII.

J'attends qu'il me le dise

Juin matin.

Dans le couloir, un blanc sans brillance, sec.

Je passe devant la chambre de Jean-Michel. Je n'ai pas assez de temps. Je n'aime pas me presser quand je suis auprès de lui, surtout si c'est pour lui asséner des «Je suis désolé, il faut que j'y aille» quand lui ne peut me répondre que par un oui pathétique.

La porte est ouverte. Je l'aperçois.

J'entre dans sa chambre.

– Ça va, Jean-Michel ?

Quel con décidément, putain d'expression !

Couché sur le côté, il lève la main.

C'est quoi, ce signe ? Je n'en sais rien. Je fais semblant de comprendre. Ça ne change rien, quoi qu'il signifie, la vérité est qu'il ne va pas.

– Tu as mal ?

– Non, infirme-t-il explicitement du doigt.

Je reste immobile.

Le signal, nos quatre mots.

J'attends qu'il me le dise.
Rien.
J'attends.
Rien.
Alors, dis-le-moi.
Rien.
Dis-le-moi.
Rien.
Jean-Michel, je ne vais pas sortir comme cela.
Merde !
Je fuis.

Appel à Joël

Dans le couloir, l'infirmière m'alpague pour un autre patient.

– Excusez-moi, je dois téléphoner.

Elle insiste un peu.

– Non, non. Tout à l'heure.

Je m'isole dans un recoin et prends mon portable dans la poche de ma blouse.

– Allô, Joël (le mari de ma sœur et l'ami intime de Jean-Michel).

– Salut, qu'est-ce qu'il y a ?

– Jean-Michel est au plus mal. Rapplique. J'appelle ses filles.

– Maintenant ?

– Oui, tout de suite.

Je me suis toujours demandé comment je ne m'étais pas trompé sur le jour fatidique. J'avais vu Jean-Michel maintes fois dans des situations critiques et je n'avais jamais craint sa fin. J'ai réfléchi. Souvent les infirmiers ou les médecins sentent le dernier moment venir sans comprendre vraiment pourquoi ; un message subtil qu'envoie le souffrant ?

Jean-Michel, tu le savais, c'est pour cela que tu ne me l'as pas dit.

On

Joël et ses filles sont arrivés à temps.

Moi, je ne suis pas resté.

Je ne sais pas si ce n'était pas ma place, si je n'ai pas eu le courage, la force.

Peut-être que je ne voulais pas m'avouer impuissant.

Peut-être que je ne voulais pas qu'il me disculpe : « Tu as fait ce que tu as pu. »

On a échoué.

ON (moi).

Il faut mener tous les combats. C'était ton premier.

Plus fort que nous.

Il est mort.

Je n'ai rien su des derniers instants.

Je n'ai pas demandé.

Je n'ai rien voulu savoir.

Out

Un vendredi, une semaine après la mort de Jean-Michel, je fus pris d'un atroce mal de tête qui me contraignit à me réfugier dans mon bureau.

Rien à faire. Ça ne cédait pas.

Ma secrétaire m'apporta deux cachets que, prostré, j'avalai dare-dare.

– Ça va ? s'inquiéta-t-elle, affolée.

– Non, pas terrible, balbutiai-je.

Toutes les cinq minutes, la porte s'ouvrait discrètement pour me surveiller. Ça empirait.

Je pouvais à peine soulever le cou.

– Téléphonez en infectieux. Je dois faire une méningite, ânonnai-je.

– Une méningite ?

– Oui, ne vous inquiétez pas. Dépêchez-vous.

Elle me traîna, recroquevillé, à la consultation spécialisée.

Le patron pressé, embarrassé, devait prendre un avion pour participer à un congrès en Norvège.

– C'est une méningite ? le questionnai-je.

– Possible, mais ça peut être une hémorragie méningée ou autre chose. Je dois me barrer dans une heure. J'organise tout. Tu peux me joindre quand tu veux. J'ai eu Tenon pour qu'ils t'hospitalisent en neuro. J'ai obtenu une IRM en urgence.

J'avais tellement mal que rien ne comptait, juste me calmer.

– Donne-moi quelque chose, je t'en prie.

– C'est prévu.

– Mais quand ?

– Là, bientôt.

– Tout de suite, s'il te plaît.

Depuis un brancard, l'hôpital prend une autre dimension, les gens revêtent une autre silhouette. Tout se déformait, s'agrandissait, devenait gigantesque ; chaque secousse répercutée par les irrégularités du sol se transformait en déflagration dans mon crâne.

– Où suis-je ?

– Devant l'IRM, ça va être à vous.

– Mais quand ?

Qu'on soit patient ou soignant modifie la notion d'urgence.

Les quelques minutes n'en finissaient pas.

Une manipulatrice m'accueillit. Elle me dit certainement des mots aimables, des recommandations. Je n'entravais rien.

– Oui, d'accord, merci.

J'entrai dans le tube de l'IRM. Enfin !

L'annonce des résultats ne tarda pas.

Soulagé, je ne voulais qu'être soulagé, la médication n'agissait pas ou pas assez vite.

Trop lente !

– Ce n'est pas une hémorragie méningée. On va vous faire une PL (ponction lombaire).

– D'accord.

L'avantage d'avoir mal est qu'on n'a peur de rien.

On m'enfonça une aiguille imposante entre deux vertèbres. Courbé le dos en avant, assis sur une chaise, je sentis le passage caoutchouteux du disque cérébral, un léger contact osseux.

– Ne bougez pas. Le liquide est clair.

La constatation était censée me rassurer. On ne pouvait pas conclure, mais c'était plutôt bon signe. L'absence de pus orientait vers une anodine méningite virale, écartait la dangereuse méningite bactérienne nécessitant un traitement antibiotique lourd.

– On va le mettre en culture. On aura les résultats dans trois jours.

– Cultivez ce que vous voulez, mais calmez-moi.

Ces trois jours d'attente furent angoissants pour ma famille et mes proches, mais pour moi la douleur anesthésiait l'inquiétude.

Je n'ai jamais eu aussi mal de ma vie, la tête prise dans un étau, la lumière me broyant le cerveau. Couché en chien de fusil, j'escomptais l'accalmie. Les aides-soignants me lavaient, m'installaient, me tournaient, je leur abandonnais mon corps. Nul ne peut imaginer sans l'avoir vécu leur incroyable gentillesse, leur dévouement discret.

On m'avait mis sous morphine, toutes les six heures. Je savourais le soulagement qu'elle me procurait. Mais ça ne durait pas. Au bout de quatre heures, la pernicieuse lancination revenait. Terrorisé par cette perspective, je m'installais pour dormir espérant un plus long répit. Je maudissais les prises de tension la nuit quand l'infirmière, de chambre en chambre, le long du couloir interminable, poussait son appareil aux roulettes sifflantes mal huilées, m'arrachant au sommeil libérateur.

La délivrance me fut apportée par un ami professeur qui vint prendre de mes nouvelles. Il piqua un coup de gueule : « Augmentez les doses de morphine ! »

Quelques jours plus tard, les résultats confirmèrent la méningite virale et mon burn-out ne fut bientôt qu'un mauvais souvenir.

Ce sera

Jean-Michel a passé deux mois dans mon service.

Irregardable, il ne se regardait plus.

A-t-il vraiment voulu mourir ? J'en doute. Mais la vérité admet les deux réponses. On peut vouloir vivre et mourir en même temps.

Ces deux mois, auxquels pour rien au monde il n'aurait renoncé, ont été une clef fondamentale de son existence.

Ses filles tellement présentes.

Simplement, en jouant aux cartes pendant des heures.

C'était leur père.

C'était demain.

On verra bien.

Toujours.

B

Tu as vu la hauteur de cette montagne ! C'est un bon film. Je plonge. Ça sent la menthe. Viens, on dort. Elle est jolie, ta robe. Attends, je me repose un peu. On prend le train ? Je vais faire des courses. Tu me masses. Elle est trop froide. J'ai la flemme. Tu… On va à la pizzeria. Il fait bon là. J'ai envie. Viens. Je ne suis pas une machine. Il neige. Je t'aime. Un délice. J'ai trouvé. J'ai trouvé ! Attention aux abeilles. Je veux de la confiture. T'as vu les seins. Je n'ose pas. Allez, dis-moi. Je m'élance. C'est superbe. On démarre. Ça me pique les yeux… Encore. De la mayonnaise. Dix sur dix. Plus vite. Ferme les volets. Arrête. Ça fonce. Elle est née. Serre-moi. Je t'invite. Tu m'appelles. Comment tu la trouves ma coupe ? Je me suis acheté des pompes. Encore un peu. Tu m'aimes ? On danse. C'est bon. À la tienne. Mon amour. Tchin-tchin.

Pas un brouhaha.

Un autre B.

DU MÊME AUTEUR

Une vie plus une vie,
Albin Michel, 2013

S'empêcher d'en faire trop,
Albin Michel, 2004

L'Impossible Limite,
Albin Michel, 1996

Composition IGS-CP
Impression CPI Bussière en décembre 2014
Éditions Albin Michel
22, rue Huyghens, 75014 Paris
www.albin-michel.fr
ISBN : 978-2-226-31251-8
N° d'édition : 21411/02 – N° d'impression : 2013502
Dépôt légal : octobre 2014
Imprimé en France